なぜあなたは論文が書けないのか？

理由がわかれば見えてくる，論文を書ききるための処方箋

佐藤 雅昭

メディカルレビュー社

■本書に記載された内容に関して，操作などのサポートは一切行っておりません。また，本書を使用して発生したいかなる損害にも，弊社および著者は一切の責任を負わないものとします。予めご了承ください。
■本書に掲載した会社名，プログラム名，システム名，製品名などは，個々の所有者の登録商標または商標です。本文中では®，™マークは省略しています。
■本書に掲載したURL，製品名などは2016年6月現在のものです。これらは予告なく変更される可能性がありますが，その際はご容赦ください。

株式会社メディカルレビュー社

はじめに
preface

　世の中には「論文の書き方」についての書籍が溢れています。しかしそれでも論文を書くのは難しい。なぜか？　なぜ論文が書けないのか？　本書は，これまでの教科書では触れられることが少なかった「書けない理由」にスポットを当てています。

　例えば，
- パソコンに向かってもなぜ筆が進まないのだろう？
- 学会発表は結構たくさんしているのに，なぜ論文が出ないのか？
- こんなに忙しいのに，いつ論文を書いたらいいのだ？
- 一度は書いたはずの論文がお蔵入りしてしまった──何がいけないのか？

といった問題です。心当たりのある人はいませんか？

　あなたの抱えている問題が 40 の Question の中に，そしてその答えが Question と一対一で対応させた "Message" にきっと見つかるのではないかと思います。私自身，いろいろな人と仕事をさせてもらって，その中で見えてきた**論文が書けない理由**。人それぞれの違いはもちろんありますが，いくつかのかなり共通したパターンと，その対策があるように思います。

　また，「何をどう書くのか」も論文を執筆するうえで重要なテーマです。本書では，架空の大学院生「てるくん」に登場してもらいます。論文の初心者が実際の執筆ではどういったところでつまずくのか──彼が指導を受けながら原著論文を書きあげるプロセスを疑似体験していただければと思います。

　「なぜあなたは論文が書けないのか？──書けない理由から迫る」，この新たなアプローチが，参考書を積み上げて立ち止まってしまっている皆さんの突破口になれば幸いです。

　また，本書の内容は，研究そのものに対する取り組み方とも関連しています。同時出版される姉妹書『なぜあなたの研究は進まないのか？』とセットで読んでいただければ一層，研究初心者，論文初級者の皆さんのお役に立てるのではないかと思います。

2016年4月

佐藤 雅昭

CONTENTS

はじめに ………………………………………………………………… 3

プロローグ

- **Q1** 何のためにあなたは論文を書くのか，明確な答えがあるか？ ……… 8
- **Q2** 論文を書くことはあなたの人生にとって
無駄ではないと言い切れるか？ ………………………………… 10
- **Q3** 論文作成のどこが律速段階になっているか
──論文欠乏症の具体的症状を考えてみたか？ ……………… 12

CHAPTER 1 あなたが論文を書けないのには理由がある
執筆スタイルから取り組む論文作成術

- **Q4** 学会発表は結構しているのに論文が書けていない，ということはないか？ …………………………………………… 16
- **Q5** 論文をイッキに書き上げようとしていないか？ ……………… 18
- **Q6** 論文作成の大部分は「単純作業」だと認識しているか？ …… 20
- **Q7** 目標と同時に「持ち時間」も小分けにしているか？ ………… 22
- **Q8** 「まとまった時間がないから書けない」を言い訳にしていないか？ … 24
- **Q9** 論文作成はあなたにとって「差し迫った」問題か？ ………… 26
- **Q10** 論文作成中，ついネットやメールをしていないか？ ………… 28
- **Q11** 論文作成に必要な「知的作業」のために，
まとまった時間を確保しているか？ …………………………… 30

Q12 論文作成中にデータが不十分だと感じて筆を止めていないか？ 32
Q13 書きかけの論文が複数ないか？ 34
Q14 英文を書くことに意識過剰になっていないか？ 36

CHAPTER 2　すべての物事は2度作られる
いよいよ論文執筆？ その前にやっておくべきこと＝第一の創造

Q15 論文の核になるデータがあるか？ 46
Q16 データさえ揃えば論文はすぐに書けると思っていないか？ 48
Q17 ストーリーは描けているか？ 50
Q18 論文の構想（第一の創造）を相談できる相手がいるか？ 52
Q19 論文のテーマに関連した文献を30以上集めて目を通したか？ 54
COLUMN 文献を読むことで自分の研究の立ち位置を知ろう 56
Q20 モデルとなる論文が3本程度見つかったか？ 57
Q21 論文作成のためのWord文書を作成したか？ 59

CHAPTER 3　なんとなく書いていないか？
メリハリをつけるパート別論文執筆のコツ

Q22 まずはここから：論文の結論を1〜2行で
　　簡潔に書ききれるか？ 62
◎てるくんの研究論文作成① 66

CONTENTS

Q23 Introduction 1
明確な研究の「目的」または「仮説」を書いているか？ …………… 69

◎てるくんの研究論文作成② ………………………………………… 72

Q24 Introduction 2
知識のギャップを中心にした3段論法を展開できているか？ ……… 73

◎てるくんの研究論文作成③ ………………………………………… 75

Q25 Introduction 3
味付けはサラッとしているか？ ……………………………………… 77

◎てるくんの研究論文作成④ ………………………………………… 82

Q26 Materials and Methods 1
なぜ何を書くかを頭の中で整理できているか？ …………………… 85

Q27 Materials and Methods 2
Reviewer・読者にわかりやすく簡潔にまとまっているか？ ………… 89

Q28 Result 1
Figureの紙芝居で組み立てたストーリーに沿って
書き進めているか？ …………………………………………………… 94

COLUMN 提出用Figureの作り方 …………………………………… 97

Q29 Result 2
建て前と本音を区別して読者を誘導できているか？ ……………… 101

Q30 Result 3
ResultとDiscussionの棲み分けができているか？ ………………… 103

◎てるくんの研究論文作成⑤ ………………………………………… 106

Q31 Discussion 1
なぜ論文にDiscussionが必要かを理解しているか？ …………… 114

COLUMN なぜ学会プレゼンでは「Discussion」のパートが少ないか？ ‥ 117

Q32 Discussion 2
書き出しのパターンを押さえているか？ …………………………… 118

◎てるくんの研究論文作成⑥ ………………………………………… 123

Q33 Discussion 3
　ポイントとなる結果と過去の文献を使って結論を支持しているか？ … 125
◎てるくんの研究論文作成⑦ ………………………………………… 128
Q34 Discussion 4
　研究の限界（limitation）を述べているか？ ……………………… 133
◎てるくんの研究論文作成⑧ ………………………………………… 136
Q35 すべてのパートが同じベクトルを持って書かれているか？ ………… 139

CHAPTER 4　書いただけで終わっていないか？
　　　　　　ここからが本当に大事なツメの作業

Q36 目標 Journal の投稿規定に目を通したか？ …………………………… 142
COLUMN 投稿先を決めるには？ ………………………………………… 146
Q37 倫理規定は守れているか？ ……………………………………………… 147
Q38 書き上げたはずの論文が放置されていないか？ ……………………… 149
COLUMN 指導教官に読んでもらうのを当然と思わないで！ ………… 158
Q39 Reject されて心が折れていないか？ ………………………………… 159
COLUMN どうしても査読内容に納得いかないときは…… ………… 162
Q40 Reviewer の質問に，前向きかつポジティブに
　　　答えられているか？ …………………………………………………… 163

あとがき ……………………………………………………………………… 171
Message List …………………………………………………………… 172

プロローグ

Q1

何のためにあなたは論文を書くのか，明確な答えがあるか？

　この問いに対する自分なりの答えは持っておいたほうがよいでしょう。論文を書くのは大変な作業なので，明確な目的があるとないでは，ゴール（＝publication）にたどり着けるかどうかが変わってくる可能性があるからです。以下に述べるのは私の個人的な考えですが，あなたが考えるヒントになるかもしれません。

　もし世の中であなたしか知らない研究成果や経験があるとします。これをあなたの胸や頭の中にしまっておいたのでは，いずれ消えてなくなります。記録に残して誰かに伝えることができれば，世の中に役立つかもしれません。あなたの人生の一部を費やして行った研究が日の目を見

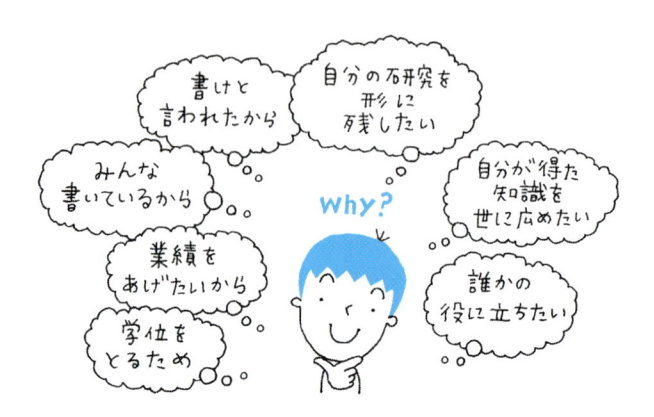

8

ないのは，あなた自身にとっても世の中にとっても，実にもったいないことです。

　博士号をとるため，業績を重ねて出世するため，他の人も書いているから，などいろいろな論文を書く理由があるでしょう。私自身も若い頃は，少しでも人に認められようと思って論文を書いていた時期がありました。それも1つのモチベーションとなりますが，ある程度の実績を積んでからは，キャリアアップのためというよりも，「自分が得た新たな知見を世の中に出して，より多くの人たちの役に立てたい」と思うようになりました。

　論文をキャリアアップの道具とだけ見ていたのでは，だんだんその作業は空しくなるでしょう。もっと純粋に追求するものがなければ，貴重な人生の一部を費やす価値がないように思えます。究極的には，「何のために生きているか？」「何のために仕事をしているか？」という人生のミッションに関わる問題であると言えるでしょう。

　私の場合は「自分の持っている技術・知識・才能を世のため人のために役立てる」ことをミッションと考えて，日々を全力で生きているつもりです。つまり論文を書くのも，この本を執筆するのも，すべて人生のミッションの一環なわけです。

MESSAGE

**論文を書くという大仕事をするからには，
それなりの理由・モチベーションが必要だ。
論文を書くことが自分にとって
どのような意味を持つのか，まず考えてみよう**

Q2 論文を書くことは あなたの人生にとって 無駄ではないと言い切れるか？

　あなたの生き方は誰に強制されるものでもなく，自身で決めていかなければなりません。日本人は（というステレオタイプな書き方には問題がありますが），「人がやるから自分もやる」という思考で動く人が多いように思います。しかし学位をとるのも論文を書くのも，本当に価値があることなのかどうか見極めなければ後悔します。そもそも周りに流されて，自分自身の人生を生きないのは楽しくないと思いませんか？

　要するに，**論文作成に労力を費やした末，中途半端になって嫌な思いをするくらいなら，いっそのことスパッと潔くやめるべき**だと思います。論文を書かなくても立派な人，世の中に大いに貢献している人はたくさんいます。もっとあなたにとって価値のあることに時間を使いましょう。論文を書くことが無駄と思えるなら，それは自分の研究で得た知識を世間に広める手段を放棄するわけですから，そもそも研究者には向いていないということになります。だったら別の人生を模索すればいいのではないでしょうか。

　もちろん人生の一時，次のステップに進むために論文を書く必要がある場合もあるでしょう。卒業論文などはその典型です。"論文を書くことで進める次のステップ"に価値があると思えるならば，あなたにとって意味があるはずです。そうした高い視点からも論文を書くことの位置付けを考えてみるといいでしょう。

　よく考えた結果，「論文を書くのは価値のあることだ」と思えたあなたは，きっと以前よりも前向きに取り組むことができるはずです。本書を

活用し，なぜ今まで論文が書けなかったのかトラブルシューティングを行うことで，より前向きに，上手に，有効に，そしてうまくすると楽しく論文を書くことができるようになるでしょう。

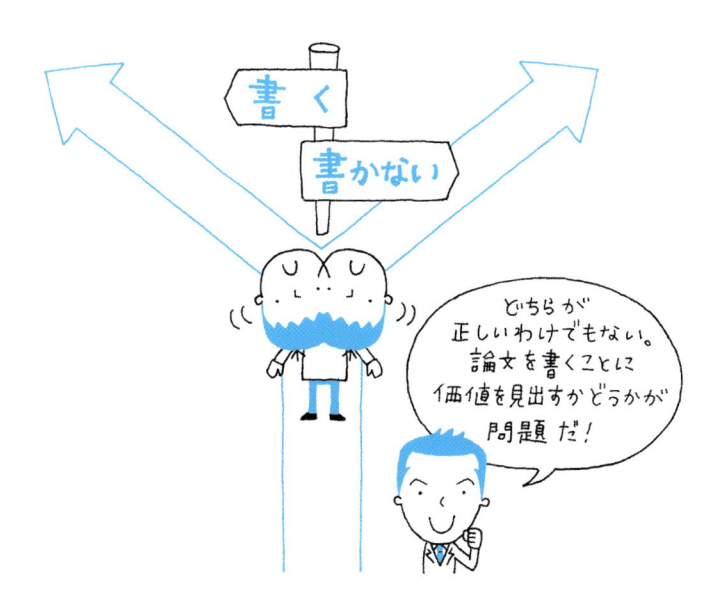

MESSAGE

**論文を書くことが無駄だと思えるならば，
スパッとやめてしまおう。
無駄ではないと思えるなら前向きに頑張ろう**

Q3

論文作成のどこが律速段階になっているか ——論文欠乏症の具体的症状を考えてみたか？

　論文作成のどこでつまずいているかが重要です。次のうちどれか，あなたの「症状」に当てはまるものはないでしょうか？

症状1：論文を書こうとパソコンに向かいはするが，どうも効率が悪い。いつまでたっても仕上がらない。

症状2：論文を書きたい，あるいは書かなければならないとは思っている。しかしどこから手をつけたらいいのかわからず，堂々巡りを繰り返している気がする。

症状3：論文を書いてはいるが，クオリティが低い気がする。それぞれのパートをどのように仕上げていったらいいかわからず，しっくりこない。

症状4：論文を一度は書き上げたものの publication に結びついていない。どこかの段階で止まってしまっている。

　全体を見ると圧倒されてどこから手を付ければいいのかわからなくなる論文作成も，実は非常に小さなステップの集まりです。**自分がどこのステップでつまずいているのかを冷静に見極めれば，解決策が見出せる**はずです。症状1〜4はそれぞれ，本書のCHAPTER 1〜4で扱う内容に対応しています。

CHAPTER 1：生活の中にどのように論文作成の作業を組み込んでいくかを解説します．効率よく書き進めるには自分なりの執筆スタイルを確立する必要があり，そのヒントを提示します．
CHAPTER 2：論文作成に必要な準備段階にスポットを当てます．
CHAPTER 3：実際の論文作成において，各パートの書き進め方を具体的に解説します．
CHAPTER 4：論文を書き終えたところでストップすることなく，最終ゴールの publication にたどり着くまでをガイドします．

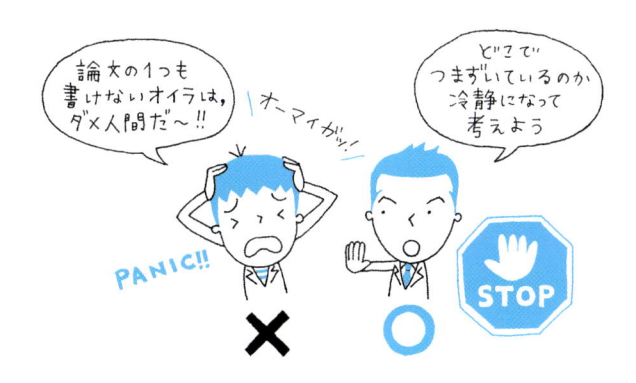

MESSAGE

**漠然と悩むのではなく，
論文作成の小さなステップの
どこでつまずいているかを考えよう．
原因がわかれば自ずと解決策が見えてくる**

PROLOGUE → CHAPTER **1**

第一章

なぜあなたは論文が書けないのか

CHAPTER 1

あなたが論文を書けないのには理由がある

執筆スタイルから取り組む論文作成術

CHAPTER 1 あなたが論文を書けないのには理由がある
執筆スタイルから取り組む論文作成術

Q4 学会発表は結構しているのに論文が書けていない,ということはないか?

　論文が書けないと悩んでいる人に多いのが,**学会発表は結構しているのに論文が出ていないというタイプ**の人です。読者のみなさんの中でも,思い当たる人がいるのではないでしょうか？　なぜそのような事態に陥るかを考えてみると,論文が書けない理由の一端が見えてくるかもしれません。

　下の図をご覧ください。学会発表と論文作成のプロセスの違いを示しています。ここで学会発表はなぜかできてしまう秘密が2つ隠されています。**キーワードは「締め切り」と「フォロー」**です。

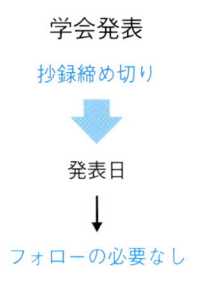

```
        学会発表                  論文執筆
                                 論文提出
        抄録締め切り              （原則締め切りなし）     Reject
           ↓                         ↓              =振り出し
         発表日                   Reviewの返却 ────  に戻る！
           ↓                         ↓↑
      フォローの必要なし            再提出  ────→ Accept
                                 （=フォロー）
```

発表でボロボロになったとしても,「喉元過ぎれば熱さを忘れる」

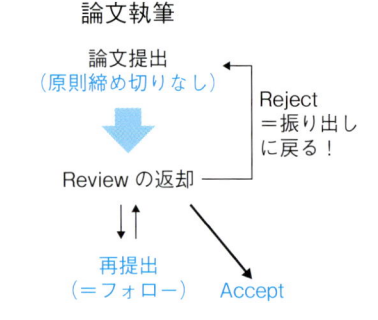

Reviewerを納得させてacceptされるまで逃れられないアリ地獄……

16

学会発表は結構しているのに論文が書けていない，ということはないか？

　学会発表は多くの場合，2つの締め切り（①抄録の提出期限，②発表本番）から成り立っています。どんなに準備不足であろうと発表本番はやってきます。ひどい発表をしても済んでしまえばおしまいです。一方，論文作成には提出期限がありません。提出しても revise を求められ，reject されれば振り出しに戻ります。つまり「フォロー」が必要になるわけで，**提出してから accept されるまでが大変**なのです。しかもフォローの過程で reject されることもあります。

　上記の理由で，学会発表と比べて論文作成には根気や執念が必要です。学会発表は結構しているのに論文が書けていない人は，粘り強くやり遂げる仕事が苦手か，あるいは次々と押し寄せてくる学会発表の波に翻弄されてしまっている可能性があります。

　場合によっては**一度学会発表を自分で制限して，論文作成に集中したほうがいい**かもしれません。学会で発表したネタを論文にすることは本来なら効率のいい作業ですが，**発表が多すぎるとかえって論文の足を引っ張る**可能性があるということです。

MESSAGE

論文作成は学会発表より根気や執念が必要。学会発表に追われて論文に取り組めないなら，学会発表を制限しよう

CHAPTER 1　あなたが論文を書けないのには理由がある
執筆スタイルから取り組む論文作成術

Q5 論文をイッキに書き上げようとしていないか？

　論文を一気に書き上げようとすること，あるいは「さあ書くぞ」という気持ちだけでおもむろにパソコンに向かうことは，設計図も資材もなしで家を建てようと鉢巻を締めているようなものです。それでは絶対に論文は書けません。

　論文というのは，出来上がって publish されたものを見れば1つの作品ですが，そこに至るのに必要なのは何百もの小さな過程の積み重ね，つまり "small step" です。**だからあなたが論文を完成させるために今すべきことは「論文を書くこと」ではなく，今すぐ可能な small step を踏みながら前に進み続けること**です。それは文献検索かもしれないし，Figure 1A のグラフを作ることかもしれないし，Figure 1A のグラフのた

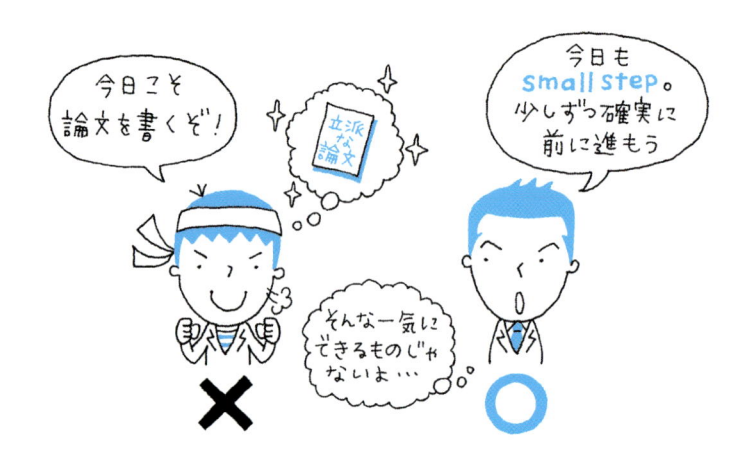

めのデータを整理することかもしれません。この**小さな工程を一つひとつ徹底的に潰していかなければ論文は完成しません。**

　論文がなかなか書けない人に共通するのが，こうした地道な工程を積み重ねようとせず，全体を見て悩んでしまう点です。しかし，**全体を見ると気が遠くなるような過程でも，結局は一つひとつの積み重ね，まさに「千里の道も一歩から」**なのです。すごく当たり前のことなのですが，本書の重要メッセージの1つです。

　何だ，つまらない……そう，その通り。本書の内容はかなり"つまらない"ことです。論文を書き進めるコツというのは，劇的な方法があるわけではありません。つまらないと思ったあなたは，そのつまらない small step を踏めないがために，論文が書けないという大きな悩みを抱えてしまっているのかもしれないのです。

MESSAGE
↘

あなたが今すぐすべきこと ＝論文完成に向けて必要な small step を とにかく踏んで前進すること

Q6 論文作成の大部分は「単純作業」だと認識しているか？

　ここで強調しておきたいのが，small step の大部分が単純な「作業」であるということです．つまり，**論理的思考力を巡らす必要がなく，やることさえ決めておけば，短時間でも集中して取り組むことで必ず結果が出る作業**なのです．

　Figure ひとつをとっても，グラフを描く，グラフに色をつける，文字を入れてフォントと配置を調整する，解像度を調整する……など，論文の本質とは離れた部分にかなりの時間と労力を費やす必要があります．これが単純作業（必ずしも作業そのものが「単純」とは限りません）です．

　他にも文献整理，投稿規定に合わせた推敲，利益相反（conflict of interest；COI）の書類の用意，online での投稿作業などが挙げられます．

論文執筆に必要な時間の割合

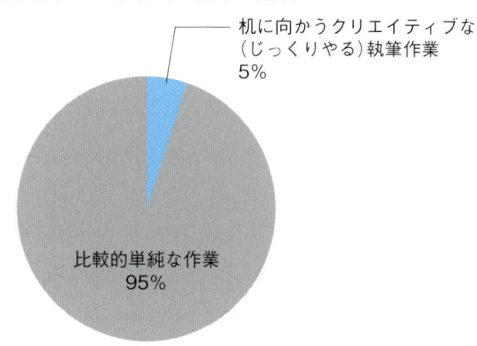

- 机に向かうクリエイティブな（じっくりやる）執筆作業　5%
- 比較的単純な作業　95%

また本文の執筆でも，Materials and Methods や Result のかなりの部分は事実を列記するという意味では，単純作業と言えるでしょう。極端な話，論文作成に必要な時間のうちの 95% くらいがこの単純作業になるのではないかと思います。

　なぜ論文作成の大部分が単純作業であることを認識するのが大事かと言えば，これらは「やらなければいけないこと」として頭の中にリストアップさえしていれば，コマ切れ時間を使って進めることができるからです。こうした small step をコツコツと地道に進めておくことこそが，論文完成のための重要な原動力となるからです。

　決して楽しい作業ではありません。しかし「論文が書けない！」と不安な気持ちになってパソコンに向かいはするものの，結局何も進めることができずに時間を浪費するくらいなら，今すぐできる small step を実行し完了させておくほうが精神的にも「前に進んだ感」があり，実際にあなたは前に進むことができるのです。

MESSAGE →

**論文作成の大部分は
あまり思考力を必要としない単純作業。
今日も少しずつ，コツコツ地道に前進しよう！**

Q7 目標と同時に「持ち時間」も小分けにしているか？

　それでは，どうしたら small step を着実に踏んでいくことができるのでしょうか。コツは 3 つあります。

① 単純作業を，すぐ目の前の目標として具体化する
　例：○○の部分の Figure を作成する，○○に関する文献を検索する，など。

② それぞれに時間的な完成目標を設定する
　例：新幹線での出張中，京都〜名古屋間で検索した文献のうちの 1 つに目を通す，京都〜東京間で Figure 1 を完成させる，など。
　ごく身近な目標を設定するとよいでしょう。作業にかかる時間を予想し，少し余裕を持たせて設定します。

③ ご褒美を用意する
　例：京都〜東京間の新幹線で Figure 1 が完成したら，その時点でビールを飲んでいい，など。

　こうして目標を小分けにし，片っ端からクリアしていきます。一つひとつは，かなりしょうもない事務的な作業だったりしますが，こなすには絶対的にある一定以上の時間が必要です。しかも集中してこなさなければ，時間はいくらあっても足りません。

目標と同時に「持ち時間」も小分けにしているか？

　作業目標を小分けに設定すると同時に，あなたの持ち時間も細かく区切って1つずつ着実にこなしていく，持ち時間を有効に費やしていく取り組みが必要です。

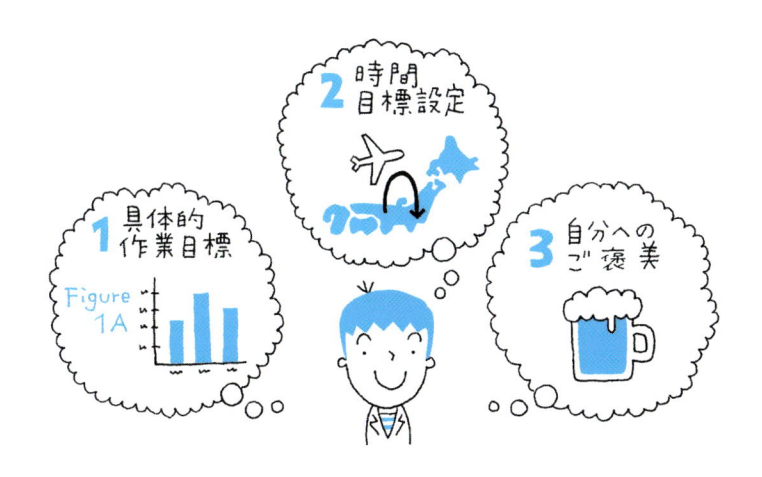

MESSAGE

論文作成の作業目標を小分けすると同時に，
持ち時間も細かく区切って，
1つずつ確実に潰していこう！

CHAPTER 1 あなたが論文を書けないのには理由がある
執筆スタイルから取り組む論文作成術

Q8

「まとまった時間が ないから書けない」を 言い訳にしていないか？

　論文がなかなか書けない人の言い訳で一番多いのは，「論文を書く時間がない」です。たしかに時間が全くなければ論文が書けるはずがありませんが，**「時間がない」と言う人が言う「時間」とは，何時間・何十時間もの「まとまった時間」を指す**ようです。

　しかし「まとまった時間」を常に求めていたのでは，いつまでたっても着手できません。繰り返しになりますが，論文作成に必要なのは **small step** の積み重ねです。みんな忙しい中で論文を書いているのです。日常の忙しさには必ず波があります。睡眠時間を削る必要があるほど忙しい時期でも，状況によっては匍匐前進で論文作成を前に進めることが可能です（慢性的にこの状況が続くと身体を壊すので，自分でコントロールしましょう）。

　たとえば私は今，脳死肺移植ドナーの手術のため急遽遠方に出張となり，手術前の待機時間を使ってこの原稿を書いています（本当の話です）。この出張の行きの新幹線の中では，①日本語の依頼原稿の英文 Abstract を書き上げること，②大学院生の論文に目を通すことの 2 点を目標にしていました。帰りの新幹線は徹夜の手術明けになるので，睡眠を確保する予定です。これはちょっと極端な例かもしれませんが，**10 分単位のコマ切れ時間を有効に使うことが作業を前に進めるコツ**だと思います。「時間がない」を言い訳にしている人は，時間の使い方を知らないか，そもそも本当は論文など書きたくない理由があるのかもしれません。

一方，まとまった時間も論文作成の過程でいずれ必要となります。本当に時間をかけないといけないところに，ようやく手に入れた「まとまった時間」を集中して費やすことが，効率のよい論文作成の方法だと言えるでしょう。忙しい中でも，まとまった時間が手に入るときが必ずあるはずです。

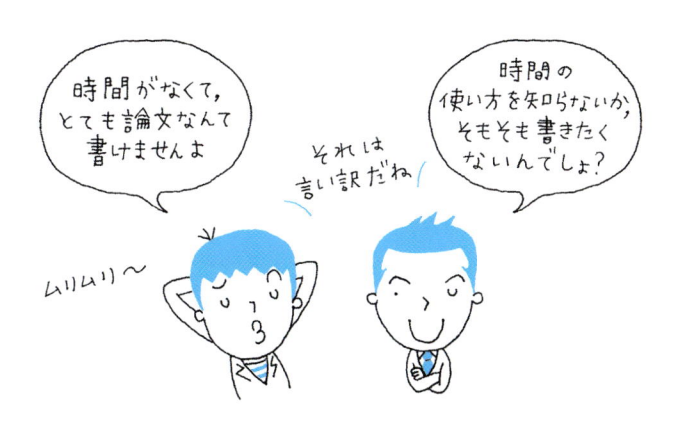

MESSAGE →

「時間がない」を言い訳にしない。
時間がないときは，
コマ切れ時間にできる作業をする。
それだけでかなり前進できる

Q9 論文作成はあなたにとって「差し迫った」問題か？

人というのは，好きなことでなければ差し迫った問題以外はなかなか解決しようとしないものです．では論文作成はあなたにとって「差し迫った」問題でしょうか？　論文作成が進まない理由の1つが，**緊急性の低さ**にあります．日常生活での用事の多くはそれほど重要ではないもののやらざるをえない「雑用」に近いものです．論文を書こうとしても雑用が次々と舞い込み，1日の終わりに「あれ？　結局今日も論文全然進んでないじゃん！」と気付く人も多いはずです．

この状況を打開するための工夫として，**緊急度が高いものの重要度は低い仕事を論文作成のsmall stepのあとに持ってくる**という進め方を提案します．「今日こそ学会費を払わなければ……」と思ったら，「よし，論文のこのパートの作業を終えたら払いに行くぞ」と決めるのです．こうすることで少なくともあなたの論文の優先順位が学会費を払うという雑用より上位に行き，少しでも前に進めることが可能になるのです．

スティーヴン・R・コヴィー博士の著書『7つの習慣』の中の「第3の習慣：重要事項を優先する」では，重要度と緊急性によって仕事や活動を4つの領域に分けて，そのうちの第Ⅱ領域に時間を費やすことこそが重要であると説いています．論文作成は，まさに第Ⅱ領域に入ってくると言えます．緊急性が高いが重要ではない第Ⅲ領域の仕事に押しつぶされることなく第Ⅱ領域に時間を使うには，論文作成の緊急度を無理にでも上げて第Ⅰ領域に持っていく工夫と努力が必要です（右図）．なお，この『7つの習慣』は仕事と人生について多くの示唆を与えてくれる名著です．これを読む行為はまさしく第Ⅱ領域に属することだと思いますのでおすすめです．

また，達成感という視点から考えると，論文作成は全体として大きな仕事である分，**完成して達成感を得るまでの道のりはかなり長い**ものです。一方，雑用はやればすぐに成果と達成感が得られます。脳内でドーパミンなどの快楽を与えてくれる物質も出るのかもしれません。なかなかドーパミンが出ない論文作成から遠ざかり，すぐに達成感の得られる雑用に手を出してしまうのでしょう。だからこそ論文作成の small step を踏み，**その都度前進したという実感と満足感を得られるようにすることが効果的**なのです。

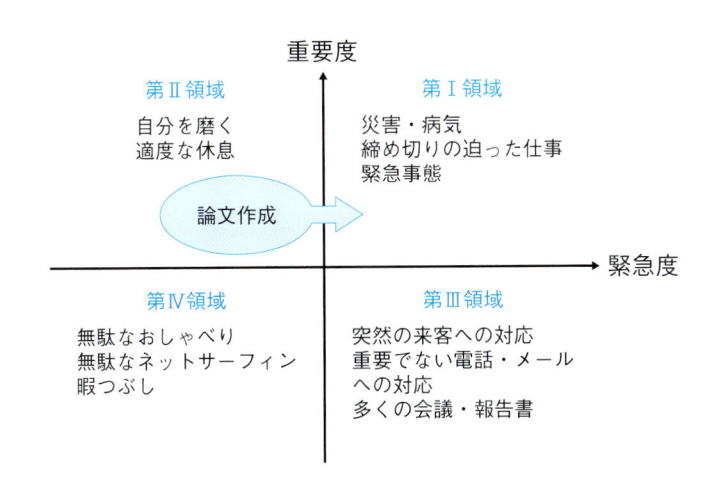

	重要度
第Ⅱ領域 自分を磨く 適度な休息	**第Ⅰ領域** 災害・病気 締め切りの迫った仕事 緊急事態
第Ⅳ領域 無駄なおしゃべり 無駄なネットサーフィン 暇つぶし	**第Ⅲ領域** 突然の来客への対応 重要でない電話・メールへの対応 多くの会議・報告書

論文作成 → （第Ⅰ領域寄り）　緊急度

MESSAGE

緊急性の高い雑用の前に，緊急性は低いが重要な論文作成の small step をこなすことで達成感を得よう

CHAPTER 1 あなたが論文を書けないのには理由がある
執筆スタイルから取り組む論文作成術

Q10 論文作成中，ついネットやメールをしていないか？

　私自身，論文作成の邪魔となっているなと実感するのがネットやメールです。論文の大部分をパソコンで作成する昨今，ちょっと油断するとついつい **Yahoo! Japan** でニュースを見たり，メールをチェックしてしまいます。携帯電話の **LINE** なども同じです。特に **small step** が終わって気を抜いたときが危ないように思います。

　休憩をとるのは大切ですが，ネットやメールをしては意味がありません。目は疲れるし，時間もどんどん消費します。本当に休憩するならストレッチなど軽く体を動かすか，あるいはじっと目を閉じるのがいいでしょう。また，メールはときに緊急性の高いものが含まれている点で曲

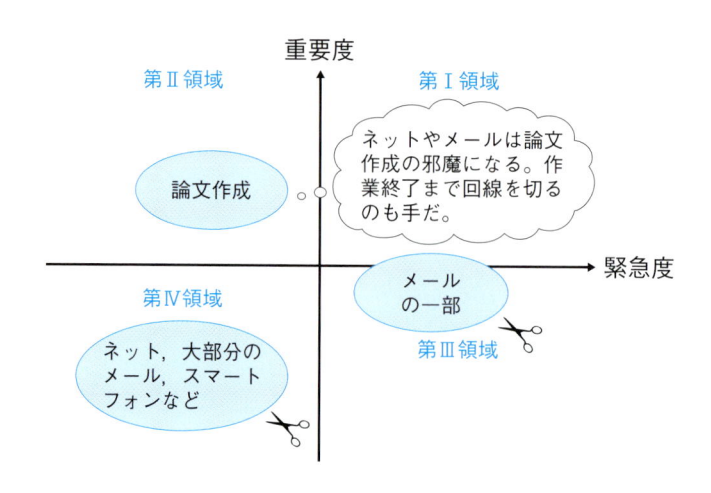

者と言えます。大部分がコヴィー博士の第Ⅳ領域（重要度が低く緊急性も低い）にあたりながらも，中には第Ⅲ領域（重要度は低いが緊急性が高い）のものがあるということです。

　ついメールやネットをしてしまうという人は，メールやネットを論文作成の small step の後に回すと固く決心し，それまでネットへの接続を遮断しましょう。私の場合は，ネットに接続していない飛行機や新幹線の中が，意外と効率のいい作業時間だったりします。ストイックなようですが，自分の中でルールを作ることで仕事に対する集中力を高めることができるのです。

　ネットをするのが大きな楽しみだという人は，small step を終えたときの「ご褒美」として活用することができるでしょう。ご褒美が手に入れば，脳内にドーパミンが分泌されるはずです。人の習慣というのは（人以外の動物もそうでしょうが）こうして形作られていくものではないかと思います。

MESSAGE

ネットやメールが論文作成を邪魔するなら，しばらく接続を遮断しよう。Small step を終えた「ご褒美」として利用するのもいい

CHAPTER 1 　あなたが論文を書けないのには理由がある
執筆スタイルから取り組む論文作成術

Q11 論文作成に必要な「知的作業」のために，まとまった時間を確保しているか？

　論文作成の大部分が単純作業である一方で，**まとまった時間を作って深く入り込むことで成し遂げられるパートがある**のも事実です。こうした思考力を必要とする部分は Introduction や Discussion にあたり，構成を考え，議論の焦点を吟味する**知的作業**となります。重要なのは，論文作成には 2 種類の作業が必要であることを認識し，場面によって使い分けることです。

単純作業例
- Materials and Methods を書く
- Result を書く*
- 文献検索する
- 調べた論文に目を通す
- Figure や Table を構成する

＊：ストーリー性を重視して書くときは高度な知的作業となる。

知的作業例
- Introduction の構成を考える，実際に書く
- Discussion の構成を考える，実際に書く
- Abstract を書く
- 論文のタイトルを考える
- Reviewer の質問に対する答えを考える

論文作成に必要な「知的作業」のために，
まとまった時間を確保しているか？

　私の経験上，知的作業に一番向いている時間帯は朝で，単純作業は夜です。頭も体も疲れている夜に文章を考えようとしても，時間ばかりかかってなかなか進みません。一方，朝は時間をあまりかけずに明快な文章が書けることが多いです。就寝中に脳の疲れがとれ，情報が整理されている**朝の 30 分は知的作業のゴールデンタイム**と言えます。

　朝に知的作業を効率よく進めるコツは，前夜に翌朝やるべきことをリストアップし，必要な資料などを準備しておくことです。というのも朝起きてまず準備を始めたのでは，その準備という名の単純作業に貴重なゴールデンタイムが奪われてしまうからです。**知的作業にとって睡眠は本当に大切**です。どうしても夜にやらなければならない場合は，少し仮眠をとって脳をリフレッシュさせてから取り組んではいかがでしょうか。

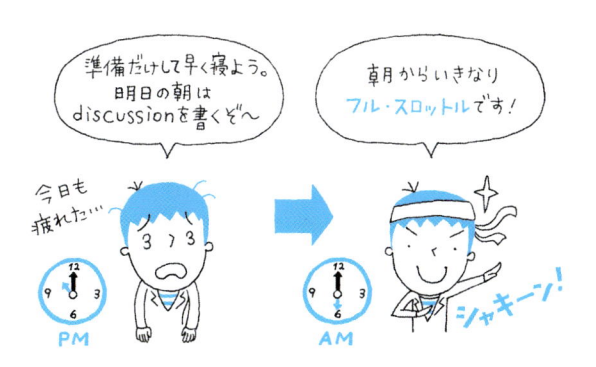

MESSAGE

> 思考力が必要な知的作業のために，
> まとまった時間を確保しよう。
> 特に朝がおすすめ，睡眠不足は禁物

Q12 論文作成中にデータが不十分だと感じて筆を止めていないか？

　論文作成中にデータに不十分な部分が見つかって，解析や場合によっては実験を追加することは十分起こりえます．しかし，完璧主義になりすぎると，データの完全性を求めるあまり論文作成が先に進まないという事態に陥りかねません．

　実際，あらゆる研究には限界があります．それは検体数（n）の問題だったり，後方視的な研究だったり，デザインの問題だったり．しかしすべての限界をその研究の中で克服することはできないし，その必要もありません．必要なのは，自分が行った研究の限界を受け入れ，簡単にその限界を克服しようとしない勇気です．**一番よくないのは，安易に研究に逆戻りしてしまうこと**です．これをやっているといつまでたっても論文は完成しません．

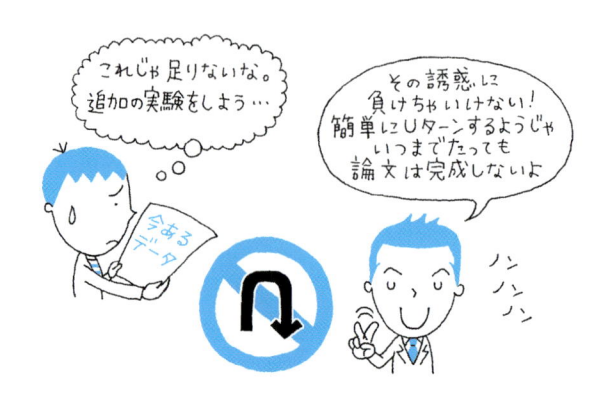

もちろん実地研究にどうしても戻らなければならない場面はあります。たとえば投稿論文について **Reviewer** から返ってきた批評と質問で，追加のデータや実験を求められたとき。これは論文が accept される大きなチャンスなので，何としても食らいついてやらなければなりません。逆に言うと，余程のことがない限り，一度論文を「書き上げる」モード*に入った以上，まずは今持っている材料でいかに表現するかに全力を投じるべきなのです。研究の限界をうまく論文の中で表明して **Reviewer** を納得させる書き方は存在します（**Q34**）。

　注意すべきなのは，指導者の中にも批判される勇気を持てずに完璧主義になってしまい，煮え切らない態度でいつまでたっても論文を完成させない人がいることです。これについては **CHAPTER 4** で説明します。

*：「書き上げるモード」に入る前に，Figure や論文を一通り書いてみて，全体像を見ながら研究自体を組み立てていく「執筆前段階のモード」があります。このときは，論文を書くことが目的ではなく，研究を最終段階に詰めていくのが目的なので，ここで述べていることは当てはまりません。この点は非常に重要です。詳しくは CHAPTER 2，特に Q17, 18, 21 をご参照ください。

MESSAGE →

安易に研究に逆戻りしてはいけない。勇気を持って，可能な限り今，手元にある材料で書き上げよう

Q13 書きかけの論文が複数ないか？

　同時に2本以上の論文を手がけることは決して悪いことではありません。たとえば，同じJournalに続けざまに投稿する場合，フォーマットが同じなので効率的に書き進められるでしょう。問題になるのは，複数の論文に手をつけて互いに足を引っ張り合っている状態です。いわゆる「二兎を追うものは一兎も得ず」です。

　厳しい研究室や指導者によっては，1つの論文を書き終えるまで次の研究に手をつけさせない，という場合もあるようです。それでは効率が悪くなる部分もあると個人的には思いますが，「学会発表は結構しているのに論文が書けていない（Q4）」と同じで，複数の論文を手がけてどれも進んでいないなら，1つの論文に集中したほうがいいかもしれません。

　複数の論文を同時に手がける場合でも，いろいろな工夫で効率化を図ることは可能です。論文作成の律速段階には，自分ではコントロールが難しい部分（統計解析を専門家に依頼する，他の人に論文に目を通してもらう，英文の添削を受ける，など）があるはずです。複数の論文を手がけているときに，**一方の論文が律速段階にある場合には，もう一方の論文の自分でコントロールできる部分を前に進める**のがよいでしょう。

　また，自分で進めなければならない部分の中でも，知的作業と単純作業に分けられます。たまたま論文作成に2時間くらいの時間が確保できたとして，せっかく手に入れたまとまった時間を単純作業に当てるのはもったいないと思いませんか？　私なら単純作業を別の日のコマ切れ時間に回して，知的作業に集中します。**まとまった時間をとれたときこそ，To Doリストの中から最も集中力と時間をつぎ込まなければならないタスクを選び出し，優先的に進める**ことが大切なのです。

これは研究そのものにも言えることです。姉妹書『なぜあなたの研究は進まないのか？』にも，研究を進める中での律速段階とその扱い方，複数のプロジェクトを効率よく進める方法について説明しています。ぜひ参考にしてみてください。

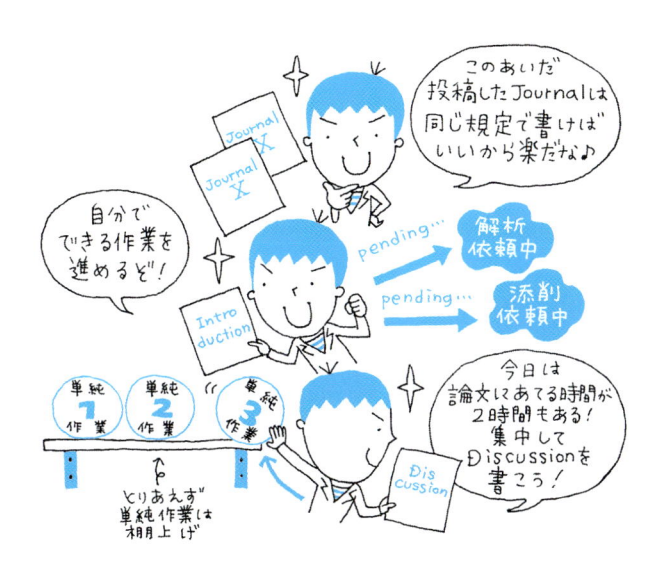

MESSAGE

複数の論文を同時に手がけるときは，
論文作成の律速段階や，
単純作業 vs. 知的作業を意識し効率的に。
器用にできないのなら，
1つの論文に集中しよう

CHAPTER 1 あなたが論文を書けないのには理由がある
執筆スタイルから取り組む論文作成術

Q14 英文を書くことに意識過剰になっていないか?

英語に惑わされるな！

　近年，英語論文の書き方の指南書，使えるフレーズ集などがたくさん出ています。それはそれで有用と思いますが，まず指摘しなければならないのは，**英語で書くことに意識過剰になって，論文作成に必要な数多くの重要なポイントを忘れてしまうこと**が多い点です。ロジック，ストーリー展開は，英語だろうと日本語だろうと基本的に同じです。

　国際学会において，英語が上手なので素晴らしいプレゼンをしているように見える発表も，目と耳が肥えてくると，全く内容がない発表であると気が付くことは多々あります。当たり前ですが，**英語は表現の道具にすぎず，本当に大切なのはその中身**だということです。このことは拙著『国際学会発表　世界に伝わる情報発信術指南　流れがわかる英語プレゼンテーション How To』でも強調しています。**英語の巧拙は論文において全く本質的ではない**ということをお忘れなく。では実際，どのような対策が有効でしょうか。目標は完璧な英文を書くことではなく，「細かい誤りはあっても意味の通るロジカルな英文を書いて，あとは英文校正に委ねる」です。そのために必要な 3 つの対策を挙げます。

対策①モデル論文を軸に英借文を多用する

　英作文ならぬ「英借文」という言葉は随分前からありますが，自分で英語をゼロから書くのではなく，すでにある完成された英文を借りてきて，自分なりにアレンジするということです。最も参考になるのが「モ

デル論文」で，自分の研究に近い分野の論文から3本程度選んでおき，お手本にします。

特に各パートにおける英語表現と基本的な書き方については，ハッキリ言って**どんな参考書よりモデル論文のほうが役に立つ**と思います。自分が言おうとしていることに近い枠組みの英文を探し，以下のような具合で言い換えます。

■モデル論文

We hypothesized that lymphoid neogenesis plays an important role in chronic rejection after lung transplantation. To address the hypothesis, we conducted careful histological and immunohistochemical analyses of the lungs that were explanted at the time of retransplantation.

(Sato M, et al. J Immunol. 2009; 182: 7307-16.)

■アレンジ①（黒字が新たに加わった部分）

We hypothesized that **signal B** plays an important role in **proliferation of cancer cells.** To address the hypothesis, we conducted careful histological and immunohistochemical analyses of the lungs that were explanted **from patients with lung cancer** at the time of **operation.**

当然のことながら，**借りてきた英文をそのまま論文に使えば，これは「盗用」という研究者として致命的な過ち**になります。「間違えた」では済まされないので要注意です。

なお，パソコン上でコピペする行為自体をダメだという人がいるかもしれませんが，では手で入力すればいいのかというと，それは違います。結果が同じなら時間と労力を節約するほうがよいでしょう。英借文は昔から行われていたことですが，論文がonlineで手に入る時代になったためコピペが容易になり，盗用がますます問題になったということだと思います。

CHAPTER 1 あなたが論文を書けないのには理由がある
執筆スタイルから取り組む論文作成術

「盗用」を避ける対策
①もとの英文をコピーし，赤文字でペーストする。
②自分の表現を十分に加えたら，その部分を黒文字に書き換える。

　こうすることで，コピペ部分と，自分が書き換えて盗用の心配がなくなった部分を区別することができます。しつこいようですが，盗用の疑いがかからないために，最後は自分の英文になるようにしっかり仕上げてください。
　ではどれくらいアレンジを加えたら盗用に当たらないのか……。これは難しい問題です。1語でも違っていたら盗用ではないと言っていいかと言われるとそんなことはないと思います。明確な基準はありませんが，少なくとも半分以上は自分の表現で，また英文の中心となる動詞の半分は違う単語に置き換える必要があるでしょう。その意味ではアレンジ①はあえてその基準に満たないようにしてありますので，さらに手を加えていきます。

■アレンジ②
We hypothesized that signal B plays a critical role in proliferation of cancer cells. To test the hypothesis, we analyzed the histology and immunohistochemistry of the lungs that were explanted from patients with lung cancer at the time of operation.

　1文目では important を critical に変えています。動詞（hypothesize, play a role）はあまりにもよく使う表現なのでそのままにしています。どうしても気になるなら "we built a hypothesis that〜" "signal B is important in〜." などと変化させることも可能でしょう。2文目は "address the hypothesis" を "test the hypothesis" という言い回しに変えています。その次の部分は "conducted careful 〜analyses" の全体を "analyzed〜" を中心とした英文に変えています（名詞句→動詞句の変

化）。このあたりは慣れも必要ですが，**モデルの英文をどうやってアレンジしようか？　とあれこれ考えること自体が，非常によい英作文の訓練**になります（いずれにしても後で英文校正・添削が必要なので，フィードバックも得られます）。こうした専門英語の実地訓練を繰り返していくと，次第にモデル論文から離れて独力で書けるようになってきます。

　動詞や形容詞については，まず **Word の類義語機能** が使えます。単語を選択して右クリックで類義語を選ぶと，類義語のリストが出てきます。もちろん文脈によっては使えない語もたくさんあるので，ふさわしいものでなければなりません。いい単語がなければ**インターネットで検索**します。

対策②インターネットの検索機能を活用する

　インターネットの検索機能は英語論文作成において，特に英語を母国語としないわれわれにとって強力な支援ツールです。以前はネイティブスピーカーに聞いてみるくらいしか方法がなかったことが，かなりの部分を自分で解決することが可能になりました。

　Google では完全一致など便利な検索オプションがあります（**https://www.google.com/advanced_search**）。これを使いこなすことで以下のようなことを調べることができます。

> インターネットの検索機能の主な活用法
> ◎同義語，類義語を検索する
> ◎思いついた言い回しが正しい英語として成り立つか調べる
> ◎言い回しに迷ったとき，どちらがより正しいか調べる
> ◎使いたい単語や語句を含む，よくある言い回しを調べる
> ◎不完全にしか思いつかない慣用句や慣用表現を完成させる

自分が思いついた言い回しが正しいかどうか調べるには，その言い回しをクォーテーションマーク（" "）で囲んで検索して，結果をチェックします．注意しなければならないのは，検索されて出てきた英語がすべて正しいとは限らない点です．これをある程度見極めるために，ヒット件数も見てみます．この数が極端に少なければその言い回しは怪しいかもしれません．2つの言い回しのどちらが正しいかで迷ったときも同じ原理が使えます．

　たとえば腫瘍などの「胸壁浸潤」という用語は，私の感覚だと腫瘍が胸壁（chest wall）に浸潤（invasion）するので，"invasion to the chest wall" か "invasion into the chest wall" で迷うところです．で，Googleで検索してみると……

　　"invasion to the chest wall"　6,130件
　　"invasion into the chest wall"　9,130件

どちらも使うようですが，あまりヒット数が多くないようです．検索結果を見てみると，"invasion of the chest wall" という用語もあります．

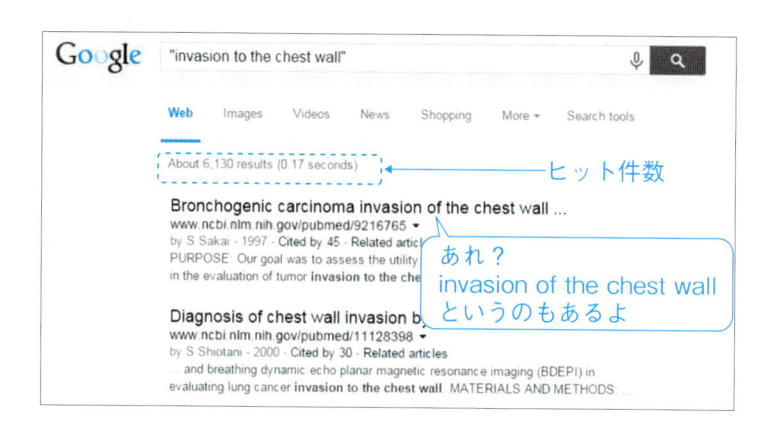

　そこであらためて "invasion of the chest wall" と入れてみると，53,000件ヒットしました．用例を見ても，"bronchogenic carcinoma invasion of the chest wall" というように，どうやら自分が思っている「腫瘍が胸壁

に浸潤」というイメージに合います（胸壁がどこかに浸潤するわけではない）。

対策③英文校正を活用する

　インターネットでいくら自然な英語が検索できると言っても，論文全体をネイティブスピーカーにチェックしてもらうことは，英語を母国語としない者にとってはやはり不可欠なステップです。10年前と比べると，英文校正の費用は随分安くなりました。それなりにいい仕事をしてくれるので，ここはお金を払う価値のあるところだと思います。

　よく「先生でも英文校正に出すのですか？」と聞かれることがあります。たしかに私は昔，大学受験英語の講師をしていたことがあり，また英語圏での暮らしもそれなりに長かったので，文法的に間違えた英語を書くことはほとんどありません。しかし，英語を知れば知るほど，絶対に自分はネイティブスピーカーと英語で肩を並べることはできない，ということがよくわかります。微妙な a と the や前置詞の使い方や英文のバランスなどは，校正結果を見て「なるほどな」と感心することが多々あります。また自分では気が付かない投稿規定との乖離などにも目を配ってくれますから，英語以外の部分でも英文校正は非常に役に立ちます。

　要するにわれわれは a と the の使い方を完璧にマスターするより，**英語は70〜80％の出来でいい**ので（あとの20〜30％を校正で補ってもらう），**論文のロジック，ストーリー展開といったところに力を注ぐべき**です。逆に言うと，論文のロジック，ストーリーがしっかり展開できていない原稿を英文校正に出した場合，表面的には正しい英語になっていても，Reviewer を納得させられる英語論文にはなりません。最近はそこまでやってくれるサービスも出てきていますが高額ですし，論文のロジック，ストーリーを展開することは言葉の問題ではなく研究者としての能力の問題なので，人任せにして本当に書きたい論文が書けるのか疑問です。そもそも本当の著者は誰なのか？　という話になります。

CHAPTER 1 あなたが論文を書けないのには理由がある
執筆スタイルから取り組む論文作成術

　注意点としては，**校正された英文を鵜呑みにしない**ことです。文法上は正しくても，あなたが意図したことを正確に伝える英文になっているとは限りません。英文校正者はある程度はあなたの専門分野の知識を持っているはずですが，当然，真のエキスパートではないため，校正後の原稿を校正前とよく見比べて修正内容を確認する必要があります（**Word** の「校閲」機能）。**もし意図と違っていれば，「本当はこういうことが言いたかった」という内容を面倒くさがらずに校正者に返して，さらに修正してもらうこと**です。

　また，どうせお金を払って英文校正に出すなら，そんなに真面目に英語を書かなくていいじゃないかと思われるかもしれませんが，それは全く違います。元の英文や論理構成がわかりにくかったり，英語が支離滅裂だったりすれば，あなたの意図が校正者に伝わりません。一定以上の問題があれば，校正者の手には負えないとみなされ，文法の間違いやスペルミスを表面的に修正しただけのものが返ってくるでしょう。ですから，自分のベストを尽くして論文のロジック，ストーリーを展開し，可能な限りベストな英文を書いて校正してもらうのです。**70〜80%の出来でよいというのは，ネイティブでないわれわれがいくら時間と労力を費やしても修正しきれないような細部にとらわれすぎないようにするという意味**であって，決していい加減でいいということではありません。またベストを尽くして書いた英文を校正してもらうことが英語の勉強になり，自分の英語のレベルを上げることができるでしょう。どうぞ誤解のないように。

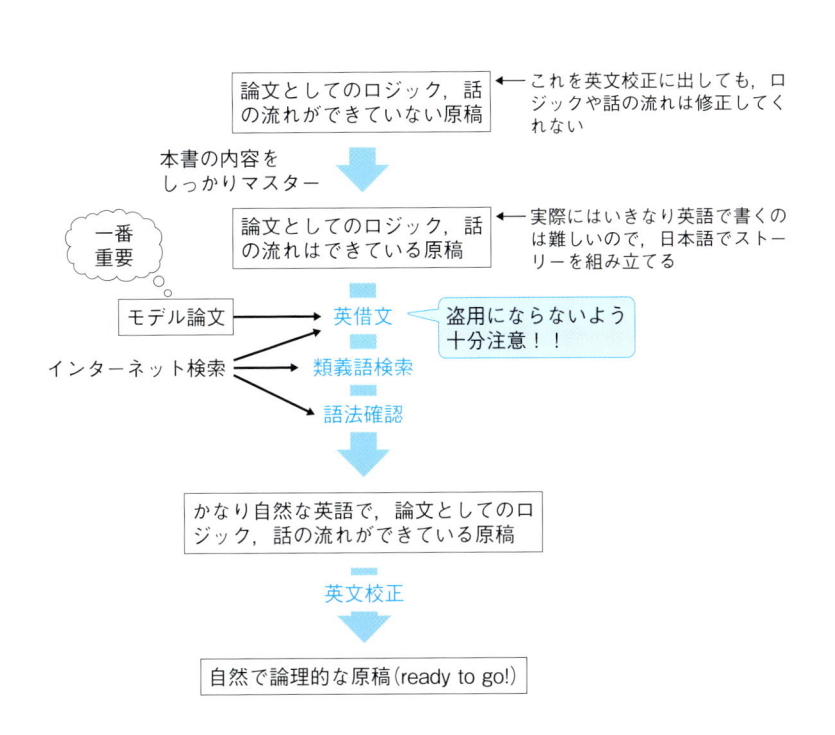

英文を書くことに意識過剰になっていないか？

```
                          ┌─────────────────────┐     これを英文校正に出しても，ロ
                          │論文としてのロジック，話│ ←── ジックや話の流れは修正してく
                          │の流れができていない原稿│     れない
                          └─────────────────────┘
              本書の内容を         │
              しっかりマスター     ▼
                          ┌─────────────────────┐     実際にはいきなり英語で書くの
   ╭─────╮                │論文としてのロジック，話│ ←── は難しいので，日本語でストー
   │ 一番 │                │の流れはできている原稿  │     リーを組み立てる
   │ 重要 │                └─────────────────────┘
   ╰─────╯
        ┌─モデル論文─┐──→  英借文    ┌─盗用にならないよう─┐
                                      │十分注意！！        │
        インターネット検索─→ 類義語検索 └───────────────────┘
                          ──→ 語法確認
                                │
                                ▼
                          ┌─────────────────────┐
                          │かなり自然な英語で，論文としてのロ│
                          │ジック，話の流れができている原稿  │
                          └─────────────────────┘
                                │
                                英文校正
                                ▼
                          ┌─────────────────────┐
                          │自然で論理的な原稿(ready to go!)│
                          └─────────────────────┘
```

MESSAGE →

英借文，インターネット検索，
英文校正の活用で英語を克服しよう。
でも一番大事なのは，
その土台となる論文のロジックとストーリー展開

CHAPTER 1 → 2

第二章

なぜあなたは論文が書けないのか

CHAPTER 2

すべての物事は2度作られる

いよいよ論文執筆？
その前に
やっておくべきこと
＝第一の創造

CHAPTER 2 すべての物事は2度作られる
いよいよ論文執筆？その前にやっておくべきこと＝第一の創造

Q15

論文の核になる
データがあるか？

　論文を書くにあたってまず考えなければならないのは，「論文にできそうなデータがあるか？」ということです（ここでの「論文を書く」とは，執筆だけではなく Figure を構想するといった作業全体を指します）。この段階では**論文に必要なデータすべてが手元に揃っている必要はありません**。論文に必要なデータをすべて揃えたところではじめて論文のことを真剣に考えるのでは，かなり効率が悪いです。論文は書き進める中で追加・修正や削除が必要になることがほとんどで，作成に入ってはじめてデータの必要性や無駄に気が付きます。ですので，**論文の核になるようなデータがあるかどうかが，論文作成に取りかかる重要な目安**に

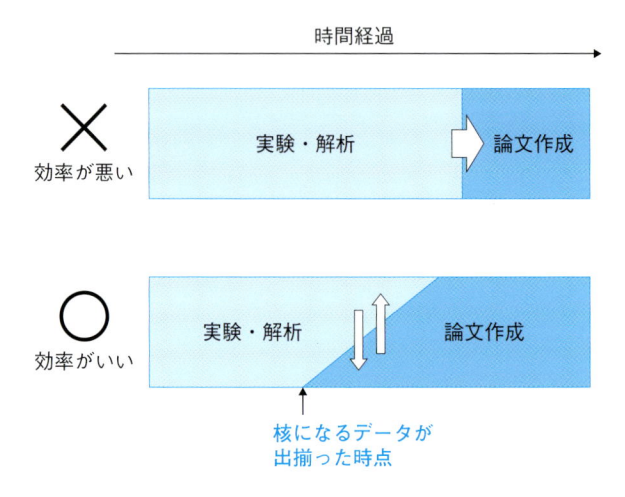

```
                            時間経過 →

  ×        ┌─────────────────┬────────┐
効率が悪い   │   実験・解析      │ 論文作成 │
            └─────────────────┴────────┘

  ○        ┌─────────────┬──────────────┐
効率がいい   │  実験・解析   ⇅  論文作成     │
            └─────────────┴──────────────┘
                          ↑
                    核になるデータが
                    出揃った時点
```

なります。論文の核とはつまりその論文の目的や仮説に対する答えの中心になるもので，そのデータがあればあとは肉付けをしていくことで論文が書けるというものです。

　具体例を示しましょう。癌の動物モデルをある薬で治療するという実験だったとします。この実験を中心とした論文を出すためには，薬を投与した動物が投与していない動物（コントロール）より長生きするとか，体重が減らないとか，癌の成長が抑えられる，といった結果が必要で，これが「核になるデータ」となります。その論文には，薬がどのように吸収されて血液中の濃度がどうなるか，*in vitro* で癌細胞に対して濃度依存性にどのような効果があるのか，どのようなシグナル伝達の経路を抑えて癌細胞を抑制するのか，といったデータも欲しいところです。しかし，その辺は，その論文をどのレベルまでもっていくかの問題で，薬がどのように効くかまで結論を導けるかどうか不明でも，動物が有意に長生きできるというデータ（＝核になるデータ）さえ手元にあれば，この実験は論文になるという見通しが立つわけです。核になるデータを一刻も早く手に入れることが研究成果を論文としてスピーディーに発表するコツであり，手に入った時点で論文作成の作業を開始すべきなのです。

MESSAGE →

核になるデータがあれば，
論文作成を開始する心構えを持とう。
すべてのデータが出揃うのを待ってはいけない

CHAPTER 2

すべての物事は2度作られる
いよいよ論文執筆？ その前にやっておくべきこと＝第一の創造

Q16 データさえ揃えば論文はすぐに書けると思っていないか？

　必要なデータがすべて揃ってから論文を書き始めようとする人は，「論文に重要なのはデータだ。データさえ揃えば論文なんてすぐに書けるに違いない」と思っています。おそらく論文に必要なデータを出す実験や解析の作業と，論文作成とを頭の中で完全に分けてしまっているのではないかと思います。この人たちは往々にして，ずっと実験や解析をしています。「今やっている実験さえ終われば論文を書こう」と言って手を動かし続けているのですが，一向に書き始める気配がありません。それどころか，ようやく重い腰を上げて書き始めたと思ったら，「○○のデータが足りない」と言って実験に戻って行ったりします。これだといつまでたっても論文が出来上がりません。

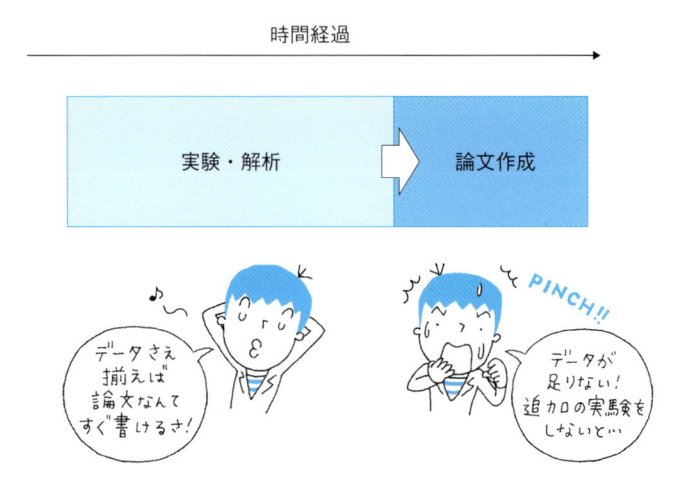

有名な「すべての物事は 2 度作られる」という言葉を紹介しましょう。これは第一の創造が「知的創造」，第二の創造が「物的創造」という意味で，**実際に作り始める前に構想を練る，つまり頭の中で一度作ることが重要**ということです。建物に例えるとわかりやすいですが，必要な材料を集めても，きちんと設計図を書いて手順を決めなければ家が建たないことは想像に難くありません。

　つまり，論文を書くために**実験や解析をひたすら進める人は，建物の設計図を考えずに材料だけ集めているのと同じこと**です。無駄は明らかですね。「すべての物事は 2 度作られる」ことを理解している人は，核となるデータを手に入れた段階で，第一の創造に入ります。それによって必要な材料を集め，第二の創造を行うのです。

MESSAGE →

「すべての物事は 2 度作られる」ことを知ろう。
核となるデータが手に入ったら，
無駄にデータを集め続ける前に
「知的創造」で完成した姿を見据えよう

CHAPTER 2　すべての物事は2度作られる
いよいよ論文執筆？その前にやっておくべきこと＝第一の創造

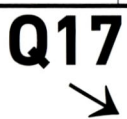

Q17 ストーリーは描けているか？

　第一の創造，つまり論文の構想を練る作業は，まずどこから手を付けたらいいのでしょうか。おすすめは，①核になるデータをもとにFigureを作成し，②このFigureを中心としたストーリーを考えて，③その前後に付け加えるべきFigureを考える，という手順です。核になるデータとそれ以外の手持ちのデータを組み合わせて，**虫食い状態で構わないのでPowerPoint上にFigureの紙芝居を作ってみる**ということです。虫食いになっている部分は，これからあなたが実験や解析を行って集めていかなければならない論文の材料ということになります。

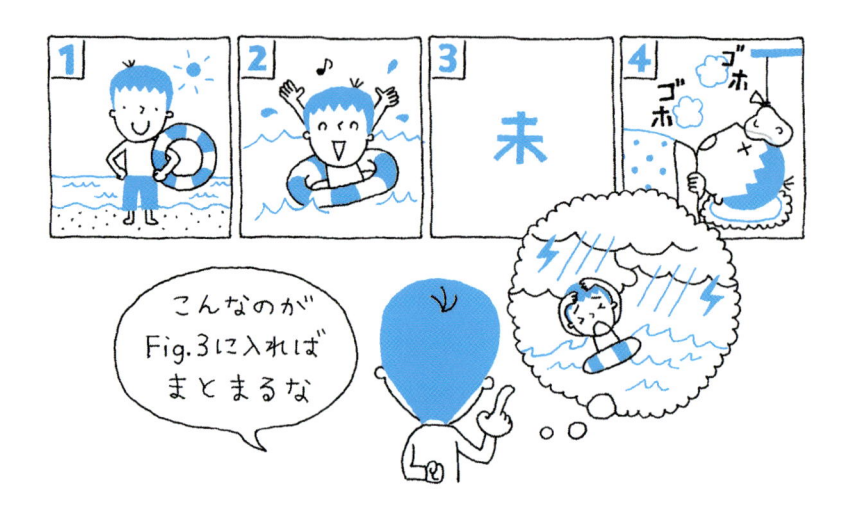

この手法のメリットは，論文完成までにしなければならない作業が明確になる点と，その裏返しで不要な実験や解析も明らかになるという点です。第一の創造によって必要な材料と不要な材料を見極めておくということです。つまり，実験で手を動かしているうちは「あれも，これも」と思っていたデータが，Figure の紙芝居のどこに組み込まれるのか，もしくは不要であるということが明らかになるのです。そして場合によっては，今まで想定していなかった実験や解析が必要であることに，この段階で気が付くことができます。

MESSAGE
↘

**核となるデータを中心に PowerPoint で
Figure の紙芝居を作ってみて，
ストーリー（論文）を完成させるのに必要な
実験や解析を計画しよう**

CHAPTER 2 すべての物事は2度作られる
いよいよ論文執筆？その前にやっておくべきこと＝第一の創造

Q18 論文の構想（第一の創造）を相談できる相手がいるか？

　初心者のうちは，論文を書いた経験が豊富な人からいろいろな手助けをしてもらったほうがいいでしょう。まずは研究の指導者に相談すべきですが，研究室の他のメンバーや，場合によっては全くその研究に関わっていない人のほうがいいこともあります。というのも，あなたの研究に関わっている人はいろいろなことを知りすぎていて，本当は当たり前ではないことを当たり前だと思い込んでしまっている危険があります。論文はあなたの研究内容を知らない Reviewer，読者を理解させなければなりません。誰もがすんなり入っていけるようなわかりやすいストーリー展開である必要があるのです。

　まずは研究の指導者に PowerPoint のプレゼンテーションで Figure の紙芝居を見てもらい，話の筋が通っているか，わかりやすくシンプルなストーリーになっているか意見を求めます。研究室のミーティングなどの機会に広く意見を求めると，有用なアドバイスがもらえるでしょう。これは1回きりのことではありません。研究の経過の中で論文のストーリーが変わっていくことは多々あるので，その都度修正したものを提示して意見を求めていくことが重要です。たとえば，核となるデータの前後に付け加えるべきデータが予想と違ったり，やろうとしていた実験そのものが技術的な理由で成り立たないなど，想定外の事態が起こりえます。そもそも研究は予想通りに進むわけではありませんので，ベストと思われる方向性に修正していく必要があります。

　気を付けなければいけないのは，当然，相談した人の数だけ意見が出てくるという点です。あなたが素直な人なら，「あれもこれもやらなければ」とプレッシャーを感じてしまうかもしれません。しかし，すべての

意見はアドバイスですから，何をやって何をやらないかは吟味する必要があります。よくあるのは，「あんな実験も，こんな解析もしたほうがいい」というアドバイスです。単に相談相手の個人的な興味であることは多々ありますし，その人があなたの研究の全体像を把握せずに細かいことを言いすぎているということも十分ありえます。データが盛りだくさんになりすぎるとストーリーが複雑になるうえ，なかなか論文にたどり着かなくなります。本当に必要なものは何かをよく考え，よいアドバイスであっても次の研究に回すなどして取捨選択する勇気が必要です。

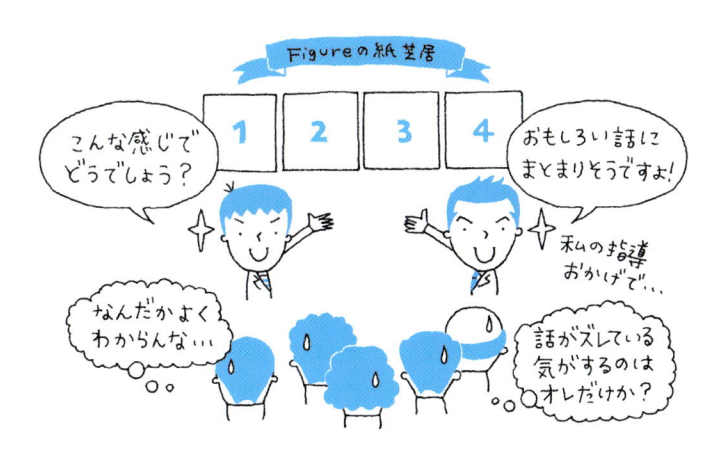

MESSAGE

論文のストーリーを人に聞いてもらおう。
研究の経過に従って進捗状況を報告しよう。
ただし意見は慎重に取捨選択すること

CHAPTER 2	すべての物事は2度作られる
	いよいよ論文執筆？その前にやっておくべきこと＝第一の創造

Q19

論文のテーマに関連した文献を30以上集めて目を通したか？

　論文の材料はあなたが生み出すデータだけではありません。**データと両輪をなすのが過去の文献**です。文献を読むことで，あなたが書こうとしている論文が当該分野にどのように貢献するのかを考えます。現時点でわかっていること，いまだわかっていないことの間の「知識のギャップ」を，あなたの研究がどのように埋めるのかを考えるわけです。

　Q17 の **Figure** の紙芝居ではデータが役者となってストーリーを形成しました。そのストーリーが展開する背景，つまり**時間的・空間的な舞台にあたる**のが文献です。その舞台があってこそ，役者（あなたのデータ）がいきいきとしたストーリーを展開できるのです。そしてこの舞台は，論文中では Introduction, Discussion に現れてきます。

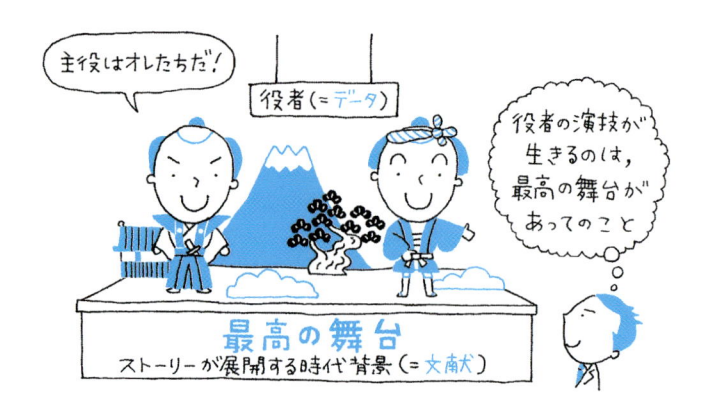

論文のテーマに関連した文献を 30 以上集めて目を通したか？

「文献検索なら研究のはじめにやった」とおっしゃるかもしれません。しかし考えてみると，ようやく役者（データ）が出揃い始め，ストーリーを展開しようとしているのですから，その**ストーリーにふさわしい舞台（文献）**をあらためて考え直してみる価値はありそうです。その理由は主に次の 2 点です。

① 研究を始めたときの文献検索では，なんとなくその分野の研究の背景を勉強しただけで，「知識のギャップ」とそこを埋めるであろう自分の研究の目的を，論文作成に必要なほどには意識できていなかった可能性がある。
② 研究を進める中で，研究の目的や埋めるべき知識のギャップにずれが生じている可能性がある。

データという役者が揃ってきたら，彼らが活躍できる最高の舞台（文献）を用意してあげましょう。

MESSAGE

データが役者なら文献は舞台。
両方揃ってはじめてよいストーリーが展開できる。
役者が揃ってきたら，
一番ふさわしい舞台を用意してあげよう！

文献を読むことで
自分の研究の立ち位置を知ろう

　「知識のギャップ」の明確な意識化，明文化は競争的な研究資金を獲得するうえで絶対に必要なことなので，研究責任者クラスになると最初からはっきりと意識できていることが多いと思われます。

　一方，研究の初心者は，なんとなく文献を読んで，なんとなく研究を始めていることが多いので，あらためて「知識のギャップ」をはっきりと意識する必要があります。また，研究経験が豊富で最初から「知識のギャップ」を意識していたとしても，研究というのはそれほど順風満帆に進むものではないですから，いざ論文を書き始めようとする段階であらためて文献を見直して，自分の研究が埋める「知識のギャップ」を再度確認・修正する必要があります。

Q20 モデルとなる論文が 3本程度見つかったか？

　論文を書くにあたって特に初心者のうちは，話の展開や言い回しなどの参考にするための「モデル論文」をいくつか選ぶことをおすすめします。選ぶ基準のポイントは，①同じまたは類似のテーマである，②使っている手法が似ている，③そこそこいい peer review の Journal に掲載されている，です。

　ポイント③は重要です。最近よくある open access の Journal の場合，査読がしっかりされず著者がお金を払って掲載する論文もあるので，やはり impact factor がある，その分野の著名誌であることが望ましいと言えます。3本程度というのはあくまで目安です。1本の論文がモデル論文の基準をすべて満たしているとは限りません。最低でも 30 本以上の関連文献を読んでみて，そのうち参考になりそうな何本かの文献の「ここがいいな」と思う箇所をピックアップすることになると思います。ただなんとなく文献を読んでいるときと，自分が論文を書く参考にしようとして読んでいるときとでは視点が違うはずです。たとえば「自分はこんな Figure を載せてこんな Figure legend（図の説明文）を書こう」などと考えるようにすると，文献の読み方が変わります。

　こうして選んだモデル論文を常に手元に置いて論文を書き進めると，各パートの書き方や一つひとつの英語表現が大いに参考になるはずです。英作文ならぬ英借文は，モデル論文をもとにするとよいでしょう。論文の書き方の参考書はたくさんありますが，なんだかんだ言って一番参考になる実例はこうした生きた論文そのものです。参考書を書く側に立つとよくわかりますが，本にするためには読者層の幅がある程度必要です。そうすると，すべての人のニーズを満たすような実例を多く載せ

ることはまず不可能です。しかし研究はその性質が非常に狭く深いものですから，書き方のスタイル（**Introduction** におけるストーリーの展開の仕方）にしても，個々の英語表現にしても，分野それぞれに特徴的な部分が必ずあります。まさに**モデル論文は「生きた教科書」**なわけです。

そして最後に何度も言いますが，モデル論文を参考にする際，絶対に守らなければならないのが，**そのままコピペしない**ということです。研究者にとって，盗用はきわめて重大な罪です。最近は **online** で論文にアクセスできる場合がほとんどですから，文章をそのままコピペできてしまう分，盗用のリスクも高くなっています。あくまで参考として，自分なりにアレンジして文章を作成していく必要があります。

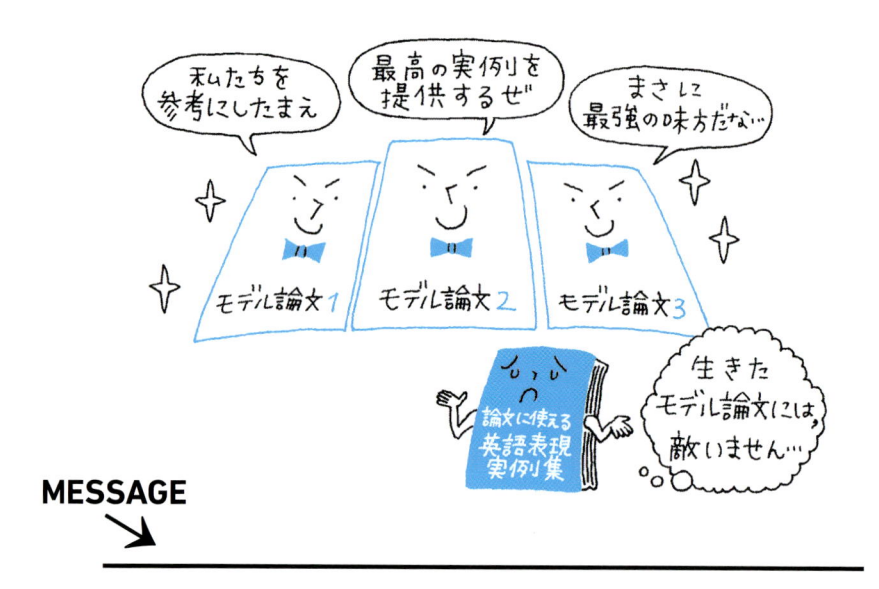

MESSAGE

参考にするモデル論文をいくつか選ぼう。
これが最強の味方になるはず

Q21 論文作成のための Word 文書を作成したか？

　論文の核となるデータが出てストーリーができたら（第一の創造），追加のデータを出す作業（実験や解析）と並行して執筆を進めるというのが，おすすめのストラテジー（下図）です。この段階で，**執筆のためのWord 文書を作成し，仮のタイトルを決めて論文の表紙と各パートの見出しを作りましょう。** Word から文書を新規作成して，行間を 2 行に設定します（なぜか 2 行にすると，「本原稿」という雰囲気になります。1行だと下書きのようで，イマイチ論文に対する本気度が上がってこない気がします。私だけかもしれませんが……）。さらに仮タイトルを書き込んで，想定される共著者と corresponding author の連絡先なども書き込んでしまいましょう。これだけでも論文に向かっていくテンションが上がってきませんか？

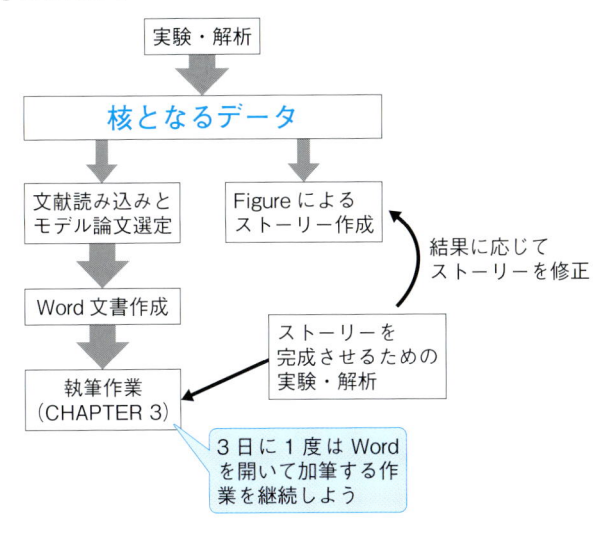

```
                実験・解析
                   ↓
              核となるデータ
               ↙        ↘
    文献読み込みと      Figure による
    モデル論文選定      ストーリー作成  ← 結果に応じて
         ↓                ↑           ストーリーを修正
    Word 文書作成      ストーリーを
         ↓           完成させるための
    執筆作業      ←     実験・解析
    （CHAPTER 3）
         
    3 日に 1 度は Word
    を開いて加筆する作
    業を継続しよう
```

CHAPTER 2　すべての物事は2度作られる
いよいよ論文執筆？その前にやっておくべきこと＝第一の創造

　次に大切なのが，この Word 文書を **3日に1度は必ず開いて，可能なところから加筆する**という作業を継続することです。データが揃わなければ書けない部分はもちろんたくさんありますが，CHAPTER 1 でも述べたように，論文作成の大部分は単純作業なので，データがまだ揃っていなくても書けること，できることが実はたくさんあります。各パートの具体的な書き方は CHAPTER 3 で詳しく解説していますが，とにかく大切なのは Word 文書から遠ざからず，常に完成に向けて加筆を続けることです。必ずいつかはゴールにたどり着きます。継続こそ力なり。頑張って！

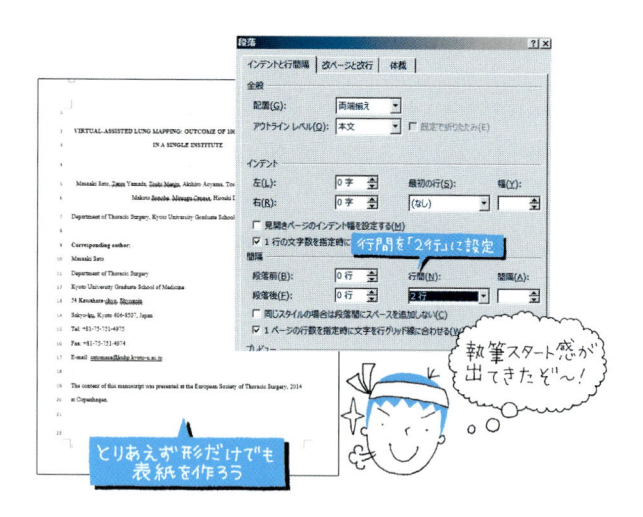

MESSAGE

とにかく Word 文書を作成して書き始めよう。
そして加筆を続けよう。
前に進むことがゴールにたどりつく唯一の方法

第三章

なぜあなたは論文か書けないのか

CHAPTER 3

なんとなく書いていないか？

メリハリをつける
パート別論文執筆
のコツ

CHAPTER 3	なんとなく書いていないか？
	メリハリをつけるパート別論文執筆のコツ

Q22 まずはここから：論文の結論を1〜2行で簡潔に書ききれるか？

　CHAPTER 3ではいよいよ本文の執筆に入ります．書くパートの順番については，「**Materials and Methods**（いわゆるマテメソ）から始めるべきだ（結構多数派）」，「**Result**からだ（比較的ポピュラー）」，「いやいや論文の順序に従って**Abstract**から（わりと少数派？）」など人それぞれの意見があります．

　結論を言うと，どこから書かなければならないというルールはなく，最終的には何度も全体を見渡すことになるので，私個人としても特にこだわりはありません．むしろ論文は忙しい日常生活や日常業務の中で書かれるという現実を重視すれば，**できるところからやる**のがいいと思います．コマ切れ時間に単純作業を進めておいて，まとまった時間があるときに一気に知的作業を片付けるのです．そして執筆に入る前にFigureの紙芝居を作ることで，ストーリーを描いておくことが大切です．

　さて，そのようなストーリーが描けていることを前提にしましょう．いよいよ**Word**で文章を作成していきますが，この段階で皆さんにぜひやっていただきたいことが1つあります．それは**論文の結論を1〜2行で書ききること**．たったそれだけです．1〜2行というのはせいぜい50語くらいです．そこにあなたがこの研究，この論文で一番イイタイコトを凝集します．**PowerPoint**で作った**Figure**の紙芝居をもう一度よく眺めて，結局自分が何を言いたいのか，言えるのか，どこまでいくと言いすぎなのかをよく考えます．英語で書きにくければ，まず日本語で考えてから適切な英語に直してもいいでしょう．頭の中で考えるだけではダメ

まずはここから：
論文の結論を 1〜2 行で簡潔に書ききれるか？

です。実際に紙の上（**Word** 上）で文章にしてください。

　やることは単純ですが，この作業を最初にやっているかどうかで，執筆の効率と完成する論文のクオリティが大きく変わってきます。理由は簡単です。論文はあなたのイイタイコトを伝えるのが目的であり，**イイタイコト（＝結論）は，砂漠を旅するときに常に進むべき方向を教えてくれる北極星**のような存在です。どのパートを書くときも，常にこのイイタイコトに向かって進めばいいのです。イイタイコトにたどり着くために Introduction のここ，マテメソのここを書いている，という位置確認ができるはずです。

　イイタイコトを自分の中で曖昧にしたまま執筆に入り，なんとなく最後に結論を書く人が多いですが，これだとどうしても節々にブレが見え隠れし，読者に「どこに向かっているんだよ〜？」という不安感を与える論文になります。ブレない論文にするには，しっかりとイイタイコトという名の北極星を見据えて書き進めることが重要です。

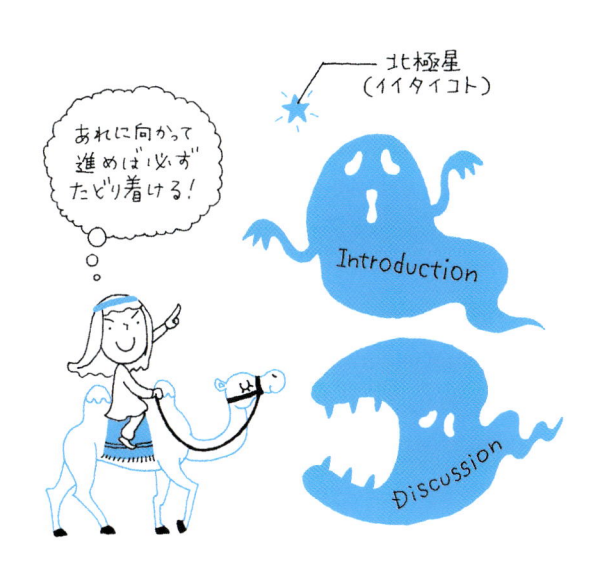

さらに高度な論文の書き方もあります。①核になるデータが出た段階で結論を明確にし，② Word 文書を作成して論文を書き始めて，③ Figure の紙芝居を作りつつ，③同時に Introduction や Discussion を書き進める，④その中でさらに必要性の高そうなデータを得るための解析を追加する，という進め方です。

結論を 1〜2 行で言い表すことは，論文の核心に関わってきます。この作業さえしっかりできれば，あとはどうにでもなるのです（もちろん，裏付けるデータがなければ単なる絵空事ですが）。

以下に，私が書いた論文の結論を例として挙げます。どれも何ということのないものです。しかし，**膨大なデータや背景知識があると，かえって何が言いたいのか自分でもわからなくなってしまう**ものなので，着地地点をしっかり見据えてから飛び立つことが大切です。ストーリーを描き，頭を整理して，自分は何を伝えたいのかを考え抜きましょう。

Allograft airway fibrosis undergoes continuous tissue remodeling in the pulmonary milieu. Tissue remodeling is a dynamic process that plays a critical role in the development and maintenance of fibrosis after transplantation. (Sato M, et al. Am J Transplant. 2008; 8: 517-28.)
（移植片の気道の線維化は継続的に組織リモデリングを経る。組織リモデリングはダイナミックな過程であり，移植後の線維化の発生と維持に重要な役割を果たす）

Restrictive allograft syndrome (RAS) shows a "stair-step" pattern of progression. Acute lung injury represented by diffuse alveolar damage (DAD) is often followed by an interval period during which graft fibrosis progresses. (Sato M, et al. J Heart Lung Transplant. 2013; 32: 23-30.)
（**RAS** は「階段状」の進行パターンをとる。**DAD** に代表される急性肺障害に，移植片の線維化をきたす中間期が続くことが多い）

We developed a novel bronchoscopic multiple marking technique using 3D virtual images and termed it virtual assisted lung mapping (VAL-MAP). The "lung map" can help identify the lesion and design secure resection lines in thoracoscopic operations. (Sato M, et al. J Thorac Cardiovasc Surg. 2014; 147: 1813-9.)
（われわれは 3D バーチャル画像を使った新たな経気管支鏡複数同時マーキング技術を開発し，**VAL-MAP** と名付けた。この「肺マップ」は胸腔鏡下手術において，病変を同定し，安全な切除ラインをデザインするうえで役に立つ）

MESSAGE

まずは Figure の紙芝居をよく眺めて，
結論を 1～2 行で書いてみよう。
これが，あなたが論文執筆の砂漠で
迷わないための北極星になるのだ！

てるくんの研究論文作成 1

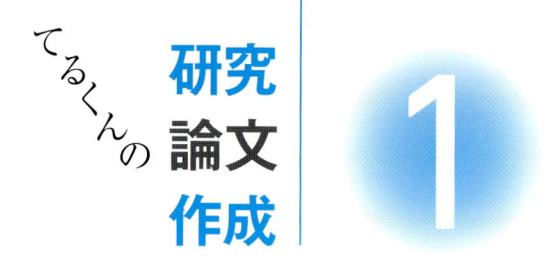

　てるくんは，K大学の大学院生。指導教官のM先生のもと，癌免疫に関する研究を行っている。てるくんにとってはじめての研究であるのはもちろん，英語で論文というものを今まで書いたことがない。果たしててるくんはうまく研究を仕上げ，論文を書きあげられるでしょうか？

てるくんの研究テーマ：キノコ抽出物質であるWH516の肺癌に対する作用を癌免疫の視点から調べる

　てるくんは，中国古来より食べれば元気に長生きできると言われる幻のキノコ，ミロヒダワダケの抽出成分WH516の肺癌に対する作用を調べてはどうか，とM先生から言われた。ミロヒダワダケは中国で癌の治療にも使われることがあるらしく，免疫力もアップするという。WH516に関する論文も複数出ていて，WH516は乳癌細胞や胃癌細胞が培養皿の上やマウスの体内で増殖するのを抑制したという。たしかに癌細胞の増殖を抑制するのかもしれない。しかし，ミロヒダワダケに免疫力アップの作用もあるのなら，最近話題の癌免疫に着目して研究してみるのもさらに面白いかもしれない。

　こんなM先生からの提案で過去2年間を実験に費やし，いよいよ論文を書いてみようか——という話になった。

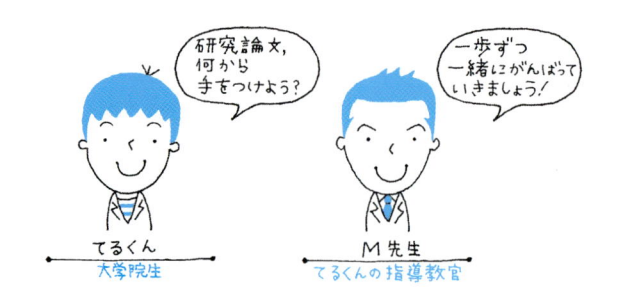

注：ここで登場する人物や設定は，実在の人物，設定，薬物等とは一切関係ありません。

M：てるくん，今日はまず，論文の結論をはっきりさせよう．何がイイタイコトか，今すぐパッと言えますか？

てる：イイタイコトは大体わかっているつもりです．肺癌細胞を植えた免疫能正常のマウスにWH516を投与すると，免疫不全のマウスよりも生存率が延長した，ということです．

M：なるほど．これが「核になるデータ」（Q15）でしたね．これが出たから論文作成作業に入ろう，Figureの紙芝居を作ってみようという話になりました（Q17〜18）．では，Figureの紙芝居を見てみましょう．

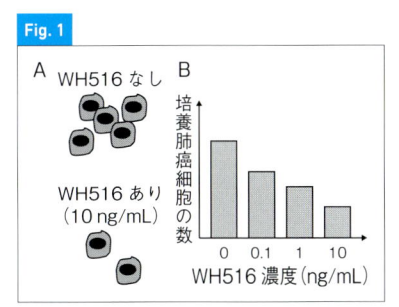

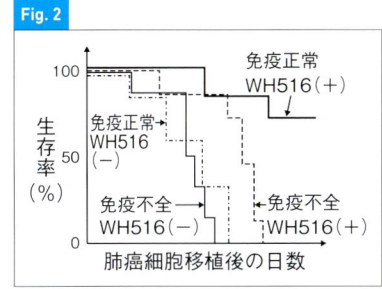

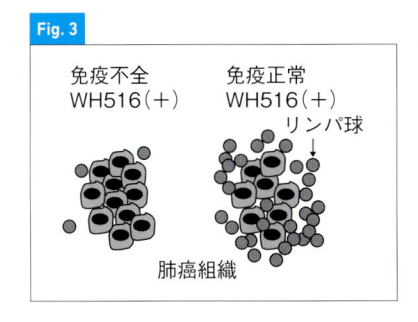

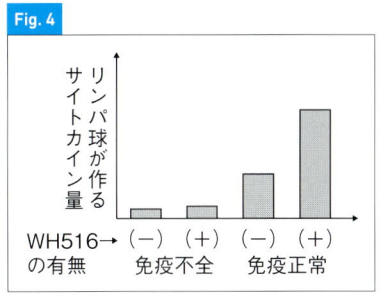

Figure 1　WH516は培養皿で肺癌細胞数を抑制した
Figure 2　WH516を，肺癌細胞を植えた免疫正常マウスと，免疫不全マウスに投与したところ，免疫正常マウスが一番長生きした
Figure 3　免疫正常マウスで，肺癌細胞の周りにリンパ球が集まった
Figure 4　免疫正常マウスにWH516を投与すると，リンパ球が作る抗がん物質（サイトカイン）が増えた

M：ここからが大切です。イイタイコト，結論というのは普通，実験結果に解釈が加わって，「結局そういうことなのか！」という概念に昇華したものです。結果という個々の事例から何かを抽出し，ある程度一般化されたものを導き出した（帰納法的なプロセスを経た）のが結論です。「免疫正常なマウスが長生きした」というのはまだ結果の一部ですね。

てる：では Figure 3, 4 も踏まえて「WH516 はリンパ球を介して癌を抑制する」というのを結論にしてもいいでしょうか？

M：ここで注意が必要なのは言いすぎにならないことです。状況証拠としてはリンパ球が何かやってそうだけど，リンパ球が直接癌を抑えているデータまでは出てないよね。癌の周りにリンパ球が集まっていて，サイトカインが上がったという「状況証拠」しかありません。「示唆された」とは言っていいでしょう。結論は言いすぎにならず，ストーリー全体から導かれるバランスがとれた 1〜2 行のまとめ，ということになります。

■てるくんが最終的に出した結論（＝イイタイコト）
WH516 は肺癌細胞の成長を，特に免疫能が正常なマウスの体内で抑制する。WH516 による肺癌細胞の増殖抑制は，癌細胞に対する直接作用だけでなく，リンパ球を介した抗腫瘍免疫（癌免疫）の関与が示唆された。WH516 inhibits growth of lung cancer cells *in vivo*, particularly in immune-competent mice. The mechanisms are suggested to involve anti-tumor immune responses mediated by lymphocytes as well as the direct anti-proliferative effect on cancer cells. (35 語)

M：この結論を目指して論文を構成していこう！

Q23

Introduction 1
明確な研究の「目的」または「仮説」を書いているか？

　Introduction の中心は，研究の仮説または目的です。ここで論文作成の北極星となるイイタイコト（＝結論）を思い出しましょう。仮説または目的は結論に向かっていくためのものです。自分の中で**結論がはっきりしていれば，仮説または目的も自然に書ける**ことでしょう。仮説と目的の違いを簡単に言うと，

　仮説：現象や法則性を説明するのに役立つ命題。正しいか正しくないかはわからないが，その研究で検討されるべきもの

　目的：その研究のゴール，その研究で達成されるべきもの

となります。原著論文を書くときは，必ずこの**どちらかを明確に Introduction で述べるのが鉄則**です。ではどちらを述べればいいのか？　これは研究の性質によります。

> **Reviewer はココを見ている！**
>
> 研究の仮説や目的が明確になっているか，つまり研究者は結局何をしたい（したかった）のかが伝わらなければ，いくら細かい実験手技や実験結果を並べても無意味です。Reviewer は，Introduction でこれらが明確に 1～2 行で述べられていれば，その流れに乗って読み進めることができます。Introduction ではこのポイントだけを探して流し読みしているといっても過言ではないでしょう。簡潔に明示されていないと「何を言いたい論文なんだっ！」と苛立ってくるので，かなりのマイナスポイントになりえます。

69

現象のメカニズムを説明する研究の場合は仮説が，それ以外は目的がしっくりくることが多いでしょう。どちらでもいい場合もあります。たとえば，肺癌術後の合併症と患者の背景因子の関係を調べた論文であれば，研究の目的はそのまま，

The purpose of the study was to investigate the relationship between postoperative complications and patients' factors.

となります。
　一方，特にその中でも患者の肺静脈断端の血栓形成という特定の現象が知られていて，この原因として喫煙歴が関係あるのではないか？　と仮説を立てて検証したような場合は，仮説を述べたほうがいいでしょう。もちろん，なぜそのような仮説に至ったかの説明（**rationale**）は必要となります。

We hypothesized that patient's smoking history is associated with the development of thrombosis in the stump of pulmonary veins after lung resection.

　同研究の論文は Introduction で目的を示すこともできます。

The purpose of the study is to investigate the relationship between patient's smoking history and the development of thrombosis in the stump of pulmonary veins after lung resection.

　つまりほとんどの場合で，無難に目的を示す Introduction を書くことができます。一方，仮説という言葉をあえて使う場合は，より深いレベルで現象のメカニズムを探求しているイメージが出てきます。

Introduction 1
明確な研究の「目的」または「仮説」を書いているか？

　なお英文については，原著論文であれば論文を発表する時点で研究は終了しているので，**過去形**になります。一方，これから研究をする場合，たとえば競争的研究資金への応募書類や Web サイトで現在進行形の研究について紹介する場合は，現在形がふさわしいでしょう。「目的」のあとに続く文章は

The purpose of the study was〜
　　to investigate the role of〜/effect of〜/the relationship between〜
　　to examine〜
We hypothesized that XX plays an important/central/pivotal role in〜

となります。

MESSAGE →

Introduction では結論に向かっていく仮説，または研究の目的を明示しよう

てるくんの研究論文作成 2

てる：結論は，「WH516は肺癌細胞の成長を，特に免疫能が正常なマウスの体内で抑制する。WH516による肺癌細胞の増殖抑制は，癌細胞に対する直接作用だけでなく，リンパ球を介した抗腫瘍免疫の関与が示唆された」でした。今回は，この結論に向かう仮説を書いてみました。

仮説：WH516は，直接的な癌細胞抑制作用に加え，宿主の免疫系を介して肺癌を抑制する。
Hypothesis: WH516 suppresses lung cancer through the host's immune system as well as the direct inhibitory effect.

M：いいですね。あるいは目的で書くこともできますね。

目的：WH516が，直接的な癌細胞抑制作用だけでなく，宿主の免疫を介して肺癌を抑制するかを調べる。
Purpose: to investigate whether the effect of WH516 on lung cancer is mediated not only by the direct inhibitory effect but also by the host's immune system.

M：ただ今回はせっかくメカニズムに迫っているのだから，ここは仮説にしましょうか。もしこれが免疫云々というメカニズムには迫らず，単に「WH516が他の種類の癌にも効いたので肺癌でも調べてみました」という研究なら，仮説というよりは目的がいいかもしれませんね。

　ともあれこれで，Introductionの一番肝の部分は書けたことになります。結論がはっきりしていると，どんどん前に進めるね。この調子で頑張れ，てるくん！

Q24

Introduction 2
知識のギャップを中心にした
3段論法を展開できているか？

あなたの研究の仮説ないし目的を明確に 1～2 行で書き表せたなら，Introduction の残りの部分はワンパターンです．書くべき要素は次の 3 つです．

> ① 今まで明らかになっていること
> ② まだ明らかになっていないこと（解決すべき疑問）
> ③ あなたが何をどうやって明らかにしたか

まず日本語でいいので，①〜③を書き出してみましょう．なぜこのような構成になるのでしょうか？ 論文とはそもそも世の中に存在する知識のギャップ，つまりこれまで知られていないこと，解決すべき疑問（②）を明らかにするために書かれるものであり，そのためには Introduction で知識のギャップがどういうものか，どこにあるかを示す必要があるからです．そして知識のギャップを示すためには，現在どこまでが知られていることなのか（①）を明確にする必要があり，そのギャップを埋めるためにこういう目標や仮説を立ててこんな研究をしました（③）といった展開に持っていくのです．

たとえばあなたの研究テーマが「肺移植後の慢性拒絶に大気汚染が関与している可能性を調べる」だったとすると，②は「肺移植後の慢性拒絶に大気汚染が関与しているかどうか」で，③は「患者の居住地と幹線道路からの距離が，慢性拒絶の発症率と相関するかどうかを調査した」

73

となります。

　一方，①は②の裏返しであり，②にたどり着くための外堀を埋める役割を果たします。前述の研究テーマ例の場合，まず肺移植後の慢性拒絶に関与していることとして，他に何が知られているのかを示す必要があります。

　実際に文献を引用して下記のように述べます。

■ **慢性拒絶の機序として，拒絶反応だけでなく，外界からの刺激（たとえば誤嚥や感染）が関与していると言われている**

　しかしこれだけでは，なぜ今回「大気汚染」に着目するのかがわかりません。そこにはしかるべき理由があるはずです。

　たとえば，

■ **大気汚染は喘息や慢性閉塞性肺疾患などの呼吸器疾患に関連することが知られている**

といった事実を示すことで，知識のギャップがどこにあるのかがよく伝わると思います。

MESSAGE

**①今まで明らかになっていること，
②まだ明らかになっていないこと，
③あなたが何をどうやって明らかにしたか，
の3ステップで知識のギャップを示そう**

てるくんの研究論文作成 3

てる：今日は結論と仮説を踏まえ，「知識のギャップ」を示すための Introduction の一番大事な構成を考えました。

①今まで明らかになっていること：WH516 の乳癌細胞，胃癌細胞に対する増殖抑制効果がこれまでの研究で示されている。
②まだ明らかになっていないこと：WH516 の肺癌細胞に対する効果は知られていない。
③あなたが何をどうやって明らかにしたか：WH516 が直接の殺細胞作用に加え，宿主の免疫系を介して肺癌を抑制することを示した。

M：①はこの通りだと思います。②もとりあえずいいでしょう。③は「どうやって」の部分があったほうがいいですね。

てる：免疫が正常なマウスを使った，ということですね。

M：そうそう。免疫正常なマウスで効果を示したというのが，まさに「核になるデータ」です。すると②もこのままでいいかな？ てるくんの構成だと，②と③の間にギャップがあるように感じるんだけど。

てる：②では WH516 の作用に免疫が関与しているかも，という話が入っていないですよね。前提には「WH516 の元になっているミロヒダワダケが免疫系を活性させるのではないか？」という話はありますが。

M：そう，そこです。その内容を②に盛り込んで③にうまくつなげたいね。

てる：ちょっと気になるのですが，「ミロヒダワダケには免疫系の賦活作用がある」という内容は，②まだ明らかになっていないこと，ではなく①今まで明らかになっていること，ではないかと思いまして。

M：おっ，いいところに気が付いたね。たしかにそうとも言えるね。ただこれを①に持ってくると「WH516の癌細胞への作用」「ミロヒダワダケには免疫系の賦活作用」という二重構造になります。これを2つのパラグラフに分けてもいいのだけれど，②でまた同じような二重構造になってしまうとちょっと見苦しい。そこで「ミロヒダワダケには免疫系の賦活作用があるらしい」と付加的に②にくっつけたほうが文章の流れとしてはスッキリしそうです。私も昔はそのあたりでどう書いたらいいのか，随分悩みましたよ。でもあまりこだわらず，サラッと書くのがコツですね。

■ てるくんの Introduction の構成
① 今まで明らかになっていること：WH516の乳癌細胞，胃癌細胞に対する増殖抑制効果がこれまでの研究で示されている。
② まだ明らかになっていないこと：WH516の肺癌細胞に対する効果は，知られていない。ミロヒダワダケには免疫系の賦活作用があるとされるが，その抽出物質であるWH516が宿主の免疫にどのように作用するか知られていない。
③ あなたが何をどうやって明らかにしたか：免疫正常なマウスの肺癌モデルを用いて，WH516が直接の殺細胞作用に加え，宿主の免疫系を介して肺癌を抑制する可能性を示した。

M：これで Introduction の構成は完成です。このように，知識のギャップがどこにあるのか，それを埋めるために何をどうしたのかをきっちりリストアップして構成を考えたうえで，次のステップ（実際の文章を書く）に進んでほしいですね。

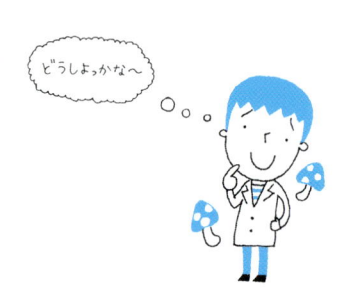

Introduction 3
味付けはサラッとしているか？

Introduction の骨格となる，知識のギャップを中心とした 3 段論法ができたら，あとはこれに**サラッとした味付け**をして完成させます。引き続き，研究テーマ例「肺移植後の慢性拒絶に大気汚染が関与している可能性を調べる」を使って考えてみましょう。

①今まで明らかになっていること
　■慢性拒絶の機序として，拒絶反応だけでなく，外界からの刺激（たとえば誤嚥や感染）が関与していると言われている。
　■大気汚染は喘息や慢性閉塞性肺疾患に関連することが知られている。
②まだ明らかになっていないこと
　■肺移植後の慢性拒絶に大気汚染が関与しているかどうか。
③あなたが何をどうやって明らかにしたか
　■患者の居住地と幹線道路からの距離が，慢性拒絶の発症率と相関するか調査した。

①の味付け

①は文献から明らかにしていかなければなりません。**一般的なことから研究テーマへと話題を絞り込んでいく**のが原則です。以下，青字が味付けした部分です。

■**肺移植は終末期の呼吸不全に対する有効な治療である。**
■**慢性拒絶が肺移植患者の長期生存を妨げる大きな要因になっている。**

- ■慢性拒絶の機序については，拒絶反応だけでなく，外界からの刺激（たとえば誤嚥や感染）が関与していると言われている。
- ■一方，大気汚染は喘息や慢性閉塞性肺疾患に関連することが知られている。
- ■たとえば，汚染された大気に含まれる NOx は，直接気道の上皮細胞を傷害することが知られている。

このように包囲網を狭めるようにして②に迫っていきます。

②の味付け

逆説の接続（副）詞（**however，nevertheless，despite this** など）から入り，「したがって〜の可能性がある（**it is possible that〜**）」といった言い回しで締めます。何が明らかになっていないのか，そしてこれから解決すべき疑問を述べます。次に，なぜこの疑問を解決する必要があるのかを説明します。これを研究の rationale と言います。

- ■しかし，肺移植後の慢性拒絶に大気汚染が関与しているかどうかは明らかでない。
- ■慢性拒絶が拒絶反応以外の外界からの刺激で引き起こされること，大気汚染が外からの刺激として他の呼吸器疾患の引き金になることを考えると，肺移植後の慢性拒絶に大気汚染が関与している可能性がある。

最後の一文が①と重複していると感じるなら，以下の例のように①の後半部分（大気汚染について明らかになっていること）を②に入れ込むのも1つの手です。

- ■しかし，肺移植後の慢性拒絶に大気汚染が関与しているかどうかは明らかでない。（②）
- ■大気汚染は喘息や慢性閉塞性肺疾患に関連することが知られている。（①の後半部分）

Introduction 3
味付けはサラッとしているか？

- ■ たとえば，汚染された大気に含まれる NOx は，直接気道の上皮細胞を傷害することが知られている。(①の後半部分)
- ■ したがって，肺移植後の慢性拒絶に大気汚染が関与している可能性がある。(②)

　この場合，上記のように rationale を後に持ってくるほうがすっきりするでしょう。つまり，**①と②は文章の構成によってはモザイク状になってもよい**のです。①を最初に述べて，次に②を述べなければならないという決まりはありません。

③の味付け

　仮説または目的を述べて，実際にどのような手法で調査したのかを簡潔に述べます。

- ■ われわれは，肺移植後大気汚染が移植肺に対する刺激となり，慢性拒絶に関連するとの仮説を立てた。
  (または，本研究の目的は，肺移植後慢性拒絶が大気汚染と関連するかを調べることである。)
- ■ この仮説を調べるために（または，この目的を達成するために），われわれは肺移植後の患者の居住地と幹線道路からの距離を調査し，これが慢性拒絶の発症率と相関するかどうか検討した。

　さらにオプションで，どのような結果が得られたのか，結果のまとめも以下のように簡潔に加えてもよいでしょう。

- ■ 本研究では，幹線道路からの距離から推察される大気汚染の程度が，肺移植後慢性拒絶の発症率に関与していることが示唆された。

　ただし，結果のまとめまで Introduction に入れてしまうことには反対の意見もあります。結果はあくまで Result で示すべきだという意見です

が，各自の判断になります．私個人としては，論文は推理小説ではないので最後まで読まなければ犯人（結果）がわからないハラハラドキドキの展開である必要はなく，結果を先に伝えて「詳しくは後ほど……」としてもいいと考えています．

　何度も強調しますが，Introduction はあくまで導入部分なので，サラッとした味付けが好まれます．食事の前菜がお腹一杯になるほど出てきたらどうですか？　7分の学会発表の Introduction が5分続いたらどう感じますか？　そんな**濃密な Introduction は読者も Reviewer も望んでいない**のです．

　実際，Introduction が長い論文は数多く見られます．豊富な知識をもったうえでよく考えて書かれているのですが，読みやすいとは言い難いものです．**もし議論が必要であれば，それは Discussion に回すべき**です．背景知識をすべて Introduction で出し尽くす必要はなく，読み進めるために最低限必要な情報を与えればいいのです．

　Journal によっては Introduction に単語数制限をしている場合がありますが稀です．では，どうしたらよいのでしょうか？　簡単なのは，**自ら Introduction の単語数を制限する**ことです．**目安は Journal の規定の単語数の1割**です．計算してみると，長々と書けないのは明らかです．しかも①②③の中心的内容（結論）は最初に作っているので，味付けに割ける余地は非常に少ないことがわかります．

Introduction 3
味付けはサラッとしているか？

チェックリスト

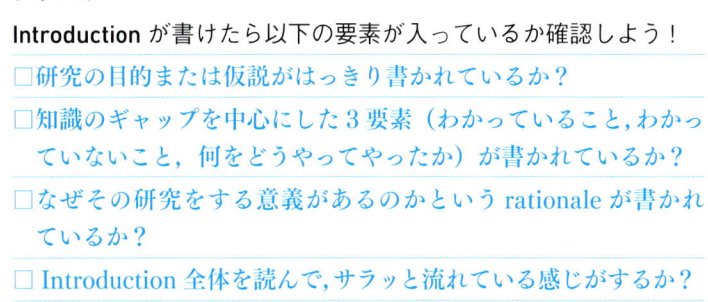

Introduction が書けたら以下の要素が入っているか確認しよう！

☐ 研究の目的または仮説がはっきり書かれているか？

☐ 知識のギャップを中心にした3要素（わかっていること，わかっていないこと，何をどうやってやったか）が書かれているか？

☐ なぜその研究をする意義があるのかという rationale が書かれているか？

☐ Introduction 全体を読んで，サラッと流れている感じがするか？

☐ 語数は全体の目標語数の1割に抑えられているか？

MESSAGE ↘

語数を制限して最低限の情報に絞り，サラッとした味付けを心がけよう

てるくんの研究論文作成 4

てる：Introduction を書きあげました。単語数を考えると書けることは本当に少ないですね。

M：その通り。てる君のようによく勉強している人に限って Introduction にいろんなことを詰め込みがちです。目標は論文の規定の単語数の1割。その中に必要な要素をすべて入れよう。

注：紙面の都合上，てるくんの論文の日本語訳のみ示します。

■第1段落

　WH516 はミロヒダワダケ（学術名：*Mirohidawa Karasmae*）の抽出物で，このキノコの粉末は古来中国医学では関節リウマチのような慢性炎症性疾患の治療に使われてきた[1,2]。WH516 は *in vitro*（生体外）および *in vivo*（生体内）で，乳癌細胞と胃癌細胞の増殖を抑えることが示された[3-6]。WH516 がそのような増殖抑制作用を癌細胞に対して発揮する機序はまだ完全には理解されていないが，いくつかの報告では PIK-Akt-mTOR 経路が抑制されていることが示唆された[4,7]。

てる：最初の部分は，すでに明らかになっていることを一般的なことから研究のテーマに向かって絞り込んでいくようにしました。まずミロヒダワダケがどういうものか，という一般的な説明から絞り込んでいます。

　書くときにちょっと迷ったのは，何が「一般的」なのか？ ということです。たとえば「癌」を一般的なことに持ってきて，「癌による死亡は先進国での死亡原因の上位である」「癌の特効薬はない」というような話も書けるかなと思ったのですが，ちょっと話が大きすぎますよね。

M：いいポイントだね。実際いろいろな書き方ができると思いますが，一般的といってもあまりに的が広すぎると「何の論文？」ということになります。ホップ，ステップ，ジャンプの3段階でテーマにたどり着ける程度の「一般的」からスタートすればいいと思います。その意味では，てるくんの論文はいい出だしですよ。

てる：いやぁ，そう言っていただけると……。ところで1つ気になったのですが，最後の部分で「WH516が（免疫系を介してなどの間接的な作用ではなく）直接癌細胞の増殖を抑えることが知られている」と言いたかったのですが，単に「直接」と言っても漠然としているので文献を調べると，癌細胞内の増殖シグナルを抑制しているという話があったので，これを引っ張ってきました。ただ，PIK–Akt-mTOR pathwayという癌細胞の増殖シグナルの話は僕の研究テーマではないし，どうでしょう。

M：これもいいポイントですね。PIK–Akt-mTOR pathwayという単語を出すだけで，読者は「WH516はすでによく知られた増殖のシグナル（PIK–Akt-mTOR pathway）を抑える作用があるんだ」と思い，説得力が出ます。この筋の研究者なら「あぁ，あの系を抑えるのね」とピンとくるわけです。自分の研究と直接深く関わっていなくても，過去の文献との位置関係を少しでも示しておくことで，その論文の身だしなみが整う感じです。ただし，レビュー論文を書くわけではないので網羅的である必要はないし，単語数の制限もあってそれは不可能なので，あくまでサラッといくことが大事です。さて次は第2段落ですね。

■第2段落

　しかし，WH516の肺癌細胞に対する *in vivo* での作用はまだ知られていない。しかも，これまでの *in vivo* での実験は重症複合免疫不全症マウスにヒトの腫瘍細胞を異種移植したモデルが用いられてきた[4) 6)]。一方ミロヒダワダケは中国古来の伝統医学で宿主の免疫システムを活性化すると信じられてきた[8)]。免疫の活性化はWH516が抗癌作用を発揮するもう1つの機序である可能性がある。

M：よくまとまっていて流れもいいですね。今までの in vivo の実験では免疫不全のマウスにヒトの癌を植えたモデルを使っていたので，免疫系のきちんとした評価ができていないことも示しています。まさに知識のギャップを明らかにしているところですね。これを明記しておくことで，第3段落の「何をどうやって明らかにしたか」，つまり「免疫が正常なマウスモデルで，WH516の免疫系を介した癌に対する作用を研究した」ということに見事につながります。最後，第3段落ですね。

■第3段落
　したがってわれわれは，WH516が直接の増殖抑制作用だけでなく，宿主の免疫システムを介して肺癌を抑制するとの仮説を立てた。この仮説を検証するため，われわれは免疫が正常な，同所肺癌モデルを利用することとし，B6マウス由来の肺癌細胞を wild-type の（遺伝子操作のされていない）B6マウスの肺に打ち込んだ。本研究でわれわれは，WH516が肺癌細胞の増殖を in vivo で抑制し，しかもその過程にリンパ球を介した抗腫瘍免疫が関与していることを示した。

M：スバラシイ！　Introductionの最後の段落はまず①仮説または目的が入ることが最重要です。このように，①仮説もしくは目的→②何を→③どうやって明らかにしたか，という流れが一般的ですが，順序は入れ替わってもよいです。とにかくスムーズな話の流れを大切にして，3つの要素をキチンと入れれば誰も文句は言いません。

てる：とても勉強になりました。「必要な要素を入れて，あとは全体の流れを大切に」というのは，まるでフィギュアスケートみたいですね。

M：うまいこと言うね。全体の流れがよい論文を書くためには場数を踏む必要がありますが，やはり自分の研究分野の良質なモデル論文が一番参考になるはずです。

医学書の出版社がつくった
とっても楽しいカラダ絵本

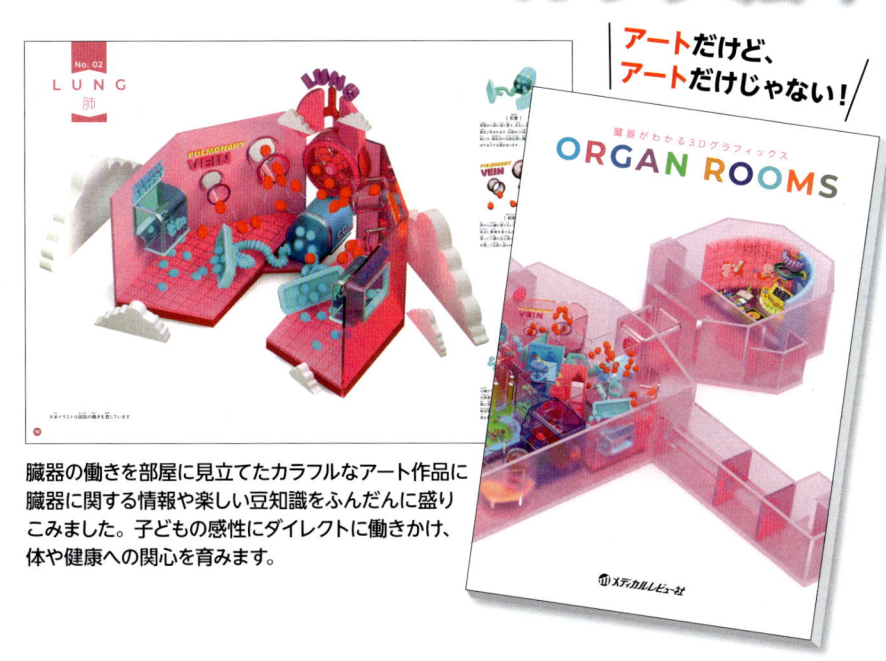

アートだけど、アートだけじゃない！

臓器の働きを部屋に見立てたカラフルなアート作品に臓器に関する情報や楽しい豆知識をふんだんに盛りこみました。子どもの感性にダイレクトに働きかけ、体や健康への関心を育みます。

臓器がわかる3Dグラフィックス
ORGAN ROOMS

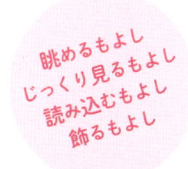

眺めるもよし
じっくり見るもよし
読み込むもよし
飾るもよし

定価 2,750円（本体 2,500円+税 10%）
A4判／42ページ
発行 メディカルレビュー社
ISBN 978-4-7792-2780-6

詳細／ご注文はこちら

メディカルレビュー社
https://publish.m-review.co.jp

〒113-0034 東京都文京区湯島 3-19-11 湯島ファーストビル　TEL.03-3835-3049　FAX.03-3835-3075
〒541-0046 大阪府大阪市中央区平野町 3-2-8 淀屋橋 MI ビル　TEL.06-6223-1469　FAX.06-6223-1245

@m_doctor1983　　裏面もご覧ください

書籍のご案内

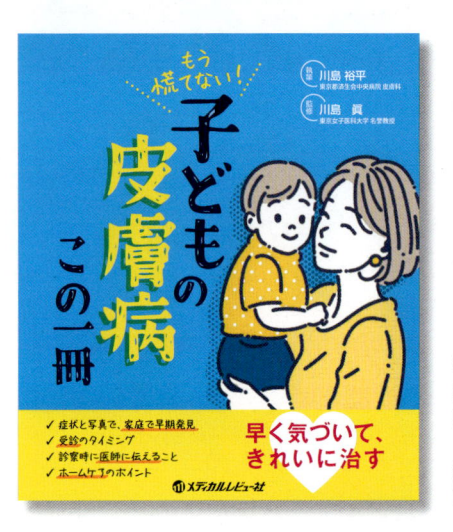

もう慌てない！子どもの皮膚病 この一冊

かゆみ、ぶつぶつ、子どもの皮膚はデリケート。
家庭でできるケアも、
すぐ病院に行くべき症状も、
医師がやさしく解説。

執筆 川島 裕平（東京都済生会中央病院 皮膚科）
監修 川島 眞（東京女子医科大学 名誉教授）
定価 1,650円（本体 1,500円＋税 10%）
B5 判変型／102 ページ
発行 メディカルレビュー社
ISBN 978-4-7792-2769-1

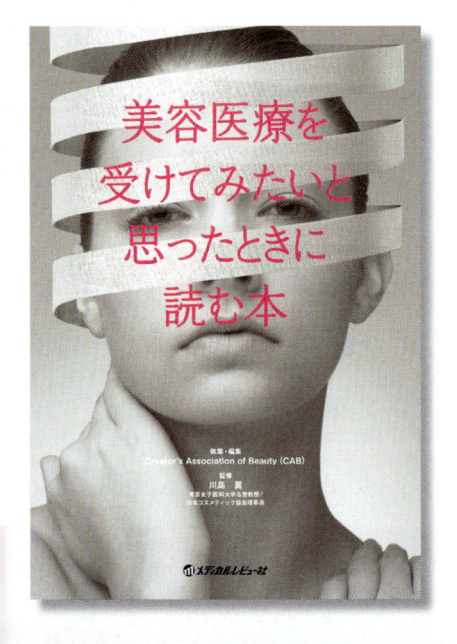

美容医療を受けてみたいと思ったときに読む本

美容医療は初めてという方の疑問に
プロがわかりやすくきっちり答える
美肌の指南書です。

執筆・編集
Creator's Association of Beauty (CAB)
監修 川島 眞（東京女子医科大学 名誉教授）
定価 1,870円（本体 1,700円＋税 10%）
A5 判／96 ページ
発行 メディカルレビュー社
ISBN 978-4-7792-2785-1

Q26 Materials and Methods 1 なぜ何を書くかを頭の中で整理できているか？

マテメソをいつ書くか？

　Materials and Methods いわゆるマテメソは機械的に書ける部分なので，最初に書いてしまうことを勧める人も多いです。一方，CHAPTER 2 で勧めたように，論文のストーリーを考えながら研究を進める場合には，研究自体が on going なのでマテメソはなかなか書き上がらないでしょう。どちらにしても論文の内容，特にどの Result を論文に含めるかによって，入れる Method が最終的に決まるので，最後に仕上げは必要です。

マテメソの役割とは？

　そもそもマテメソはなぜ必要なのでしょうか？　マテメソが果たす役割の1つは，研究・実験が正しい方法で行われたかを Reviewer，読者に検証してもらうため，どのような手順や手続きで行われたのかを示すことです。いくら Result で素晴らしい結果が示されていたとしても，そもそも方法が間違っていればその結果が正しいはずはありません。論文の土台が揺らぐことになります。

　近年話題になっているように，論文が通ったあとで不正が発覚することもあり，マテメソがきちんと書いてあったからといってそれが正しいとは限りません。実験を再現できるかどうかは，実際に検証してみないとわからない（そのような手間をかける暇や時間はない）という現実は

あります。そうであっても，誌面でわかる範囲で正しい手順であることを示す必要があります。また後述するように，倫理委員会からの承認などもここに明記する必要があります。

　もう1つは，**類似の実験や研究をする読者の参考となる役割**があります。再現実験ではなく，テクニカルな部分を利用するというものです（たとえば免疫染色をするなら，どの抗体をどれくらいの濃度で何時間インキュベートしたのかなど）。実際，あなたも研究・実験をする際には，他の人の論文のマテメソを少なからず参考にしているのではないでしょうか？　マテメソを正しく書かなければ，あなたの後に続く研究者たちに迷惑をかけるということをしっかりと意識しましょう。

マテメソの形式

マテメソに書かなければならないことは主に次の3つです。
①研究の対象（倫理委員会などの記述もここに）
②実験・調査の手法
③解析の方法

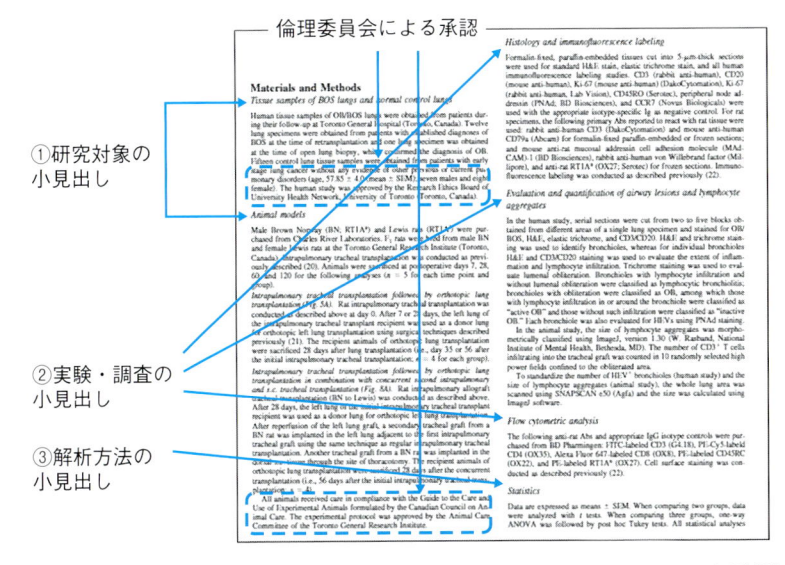

Materials and Methods 1
なぜ何を書くかを頭の中で整理できているか？

（Sato M, et al. J Immunol. 2009; 182: 7307-16. より引用）

小見出しの例

① -1　Tissue samples of BOS lungs and normal control lungs

① -2　Animal models

② -1　Histology and immunofluorescence labeling

② -2　Evaluation and quantification of airway lesions and lymphocyte aggregates

② -3　Flow cytometric analysis

③　　Statistics

　形式は投稿しようとする **Journal** の掲載論文を参考にするのがベストです。項目によって小見出しをつけて書くことが多いでしょう。上の例では，①研究対象がヒトのサンプルと動物モデルに分けられるため，小見出しも 2 つに分けられています。それぞれに，臨床の倫理委員会と動物愛護の委員会で審査を受けて了承された旨が記してあります。**委員会**

87

で承認されていないことを研究論文に載せるのはアウトですので，厳密に対応しなければなりません。

　②③には Result に出てこない Method を載せてはいけません。逆に Result でデータを示したものは，その Method をすべてマテメソに記載しなければなりません。これらすべてに対応関係があるかをチェックしましょう。つまりマテメソと Result はペアになっているので，論文作成の最初にマテメソだけを書くのは難しいということです。断片的に書くことはできますが，Result に何を入れるかによってマテメソの内容，項目も当然変わってくるので最後の仕上げは絶対に必要です。

MESSAGE

マテメソの果たす役割を理解し，Result と対応させて漏れがないように書こう

Q27 Materials and Methods 2 Reviewer・読者にわかりやすく簡潔にまとまっているか？

　Introduction と同様に，マテメソも簡潔にまとめるべきです．マテメソと Result はペアであり，読者はマテメソで説明した手法に乗っかって Result を読む，あるいは Result を読んで必要に応じて対応するマテメソに戻るということを繰り返します．いわば Result のイントロがマテメソなのです．そのためあまりくどいのは考えもので，必要な情報が凝縮された書き方を心がけましょう．

マテメソの実際①　過去形で淡々と

　すでにお気付きの方も多いと思いますが，マテメソの執筆形式は**過去形が基本**です．さらに，誰でも再現できなければならないということで，あえて**受動態が多用**されます．主義主張のようなものが入らない場所なので，淡々とした印象を与えます．あえて能動態を使う場合は，特にその Method について物申したい，という印象があります．

■受動態
Human lung tissue samples were obtained from patients with an established diagnosis of interstitial fibrosis at the time of transplantation.

■能動態
In this particular experiment, we waited an extra 7 days, compared with the timing in the experiment described above, to allow for more robust fibrosis to initiate the treatment.

| CHAPTER 3 | なんとなく書いていないか？
メリハリをつけるパート別論文執筆のコツ |

（特にこの実験では，前述の実験におけるタイミングと比べ，より強固な線維化の形成を起こさせたうえで治療を開始するため，<u>7日間多く待つ</u>こととした）

マテメソの実際②　冗長さを避ける

　マテメソの書き方や分量は，投稿先のJournalに掲載された論文（モデル文献）が一番参考になります．実験が再現できるように必要なだけ詳しく書くことを勧めている参考書もありますが，現実には好きなだけ書くというわけにはいきませんので，**細かく書いておいて，あとから全体のバランスに合わせて不要な部分を削る**のがよいでしょう．また，**全く同じ研究・実験手法が用いられている過去の論文がある場合には引用で済ませる（特に同じ研究者や研究室からの論文の引用が望ましい）**ことも重要です．次のような具合です．

Immunohistochemistry and immunofluorescence labeling was conducted as described previously (ref).

マテメソの実際③　より親切に，必要な説明を加える

　一方，読者のことを考えると，文献引用だけでは不十分な場合もあります．**研究手法や定義が，その論文を理解するうえで不可欠な場合**です．
　たとえば，私は小さな肺癌を手術する前に気管支鏡で肺に複数の印をつける virtual-assisted lung mapping（VAL-MAP）という手法を開発しました．1本目の論文はこの方法を詳細に記述することがメインでしたが，2本目では実際の臨床試験の結果を報告しなければなりません．ここでマテメソを書くときに直面する問題は，VAL-MAPの手技自体がどういうものかをある程度まで書かないと，論文の本質を理解してもらえないということです．引用して「1本目の論文を読め！」と要求するのは，

Materials and Methods 2
Reviewer・読者にわかりやすく簡潔にまとまっているか？

Reviewer に対しても読者に対しても，あまりに不親切です。しかしテクニックの詳細を記述するスペースの余裕はありません。

そこで，もとの文献を引用しつつ，「簡単にまとめると (in brief, briefly, in short など)」と述べて，詳細は省いて必要な説明を加えます。

The technique of VAL-MAP was described previously (ref). Briefly, within 2 days preoperatively, the patient was brought to the bronchoscopy suite and mildly sedated using 2-3 mg of midazolam～

Restrictive allograft syndrome (RAS) was defined as described previously (ref). In short, baseline forced expiratory volume in 1 second (FEV1) was defined according to criteria recommended by the International Society for Heart and Lung Transplantation～

同じように，世間であまり知られていない研究手法を説明する場合，なぜその研究手法が必要だったかを最初に述べるとわかりやすいことがあります。たとえば下記の通りです。

To study gene expression in fibrous tissue in the allograft lumen, a microdissection technique was devised to extract mRNA from the tissue interior to the tracheal cartilage. In this technique, stereomicroscope was used to～
（アログラフト内腔の線維化組織における遺伝子発現を調べるため，気管軟骨の内側にある組織から mRNA を取り出す「マイクロダイセクション」のテクニックを考案した。この方法は立体顕微鏡を使い……）

こうした「心遣い」は，ルールに縛られるものではありませんが，やはり Reviewer や読者のことを考えて，彼ら彼女らがスッと読めるマテメソに仕上げるためには有効な方法です。

マテメソの実際④　記載ルールを守る

　日本人がよく引っかかるのが，単位の前のスペースの有無といった記載ルールです。これを間違えると，ネイティブの人からはすごく違和感があるそうです。日本語で変なところに句読点があるのと同じような感覚なのでしょうか。細かいところは英文校正で修正してくれるかもしれませんが，それに頼りきってしまわず，基本事項は最低限押さえておきましょう。これらの知識は，マテメソだけでなく **Result** や図表の中でも必須です。

①数値と単位の略語との間にはスペースを1つ入れる
　例：**34_kg，10_mm，2,400_ml**

　なぜ **2,400ml** だと奇異な感じを与えるのかはなかなか理解できないのですが，「単位の略語」とはつまりもともと単語だったということで，**2,400milliliter** だとたしかに変ですよね。ただし，数値＋単位を名詞の前に置くときはハイフンでつなぎます（例：**a 5.2-kg infant，a 40-mm-diameter tumor**）。

②数値と単位の記号との間にスペースを入れない
　例：**4℃，20％**

　単位の略語と混同して **20 ％** としないように気を付けましょう。

③等号，不等号，±と数字の間にスペースを入れない
　例：**The average survival time was 36±8 days.**
　　　P＜0.001
　　　P＝0.02
　　　＞36 mU/kg

なお，数学・物理系の論文などで数式を使う場合，等号，不等号の前後にはスペースを 1 つ入れることになっています（例： x ＝ y ＋ 1 P ＜ 0.001）。

④市販の機器や薬品などは，その発売元を明らかにする

慣例的に機器や薬品名に続いて，米国なら（メーカー名，市名，州名），米国以外なら（メーカー名，市名，国名）を記載します。

MESSAGE →

**マテメソは受動態で淡々と。
ルールを守って，
必要かつ十分な説明を心がけよう**

CHAPTER 3　なんとなく書いていないか？
メリハリをつけるパート別論文執筆のコツ

Q28

Result 1
Figureの紙芝居で組み立てた
ストーリーに沿って
書き進めているか？

　いよいよ一番大事な**Result**で研究のデータを提示します．本書でお勧めしてきたのは，核になるデータが出たら**Figure**の紙芝居でストーリーを組み立てながら実験や解析を進め，それが出揃ったあたりで論文の結論（＝イイタイコト）を1〜2行で書き表して論文のゴール（北極星）を明らかにし，そこに向かって書き進むという作戦です．

　この方法に従っていくと，**Result**は**Figure**の紙芝居が完成した時点で大枠は出来上がっていることになるので，比較的楽に書き進められるのではないかと思います．書き方としては図表を中心にストーリーを展開します．すでに出来上がったストーリーに沿って，それぞれの**Figure**の紙芝居を解説するように論文にまとめていくといいでしょう．

> **Result**の展開
> 各**Figure**に対応して以下のような**3**段構成になります．
> ①何を調べたのか（オプション：なぜ調べたのか）
> ②Figureの解説（必要に応じてパネルごとに説明）
> ③結果のまとめ（オプション）

①We examined the effect of air pollution on〜
②Figure 1 shows the relationship between the distance of patients' residence to a major highway and the time from transplantation to

94

Result 1
Figureの紙芝居で組み立てたストーリーに沿って書き進めているか？

the development of chronic rejection.
③These results demonstrate a strong correlation between the two parameters.

①は「なぜ調べたのか？」を入れるかどうかが問題です。どこまで **Introduction やマテメソで述べたか，また述べた場合は Result であらためて繰り返す必要があるかどうかの判断が必要**です。論文によっては，1つ前の結果を受けて次の実験が展開されるような"流れ"ができるので，その実験・解析を次に行った理由を説明したほうがいいこともあります。繰り返す場合は，極力簡潔に述べましょう。

②は **Figure legend と同じことを書かない**ようにする必要があります。実際，本文と Figure legend それぞれのボリュームは Journal によって大きく異なるので，モデル論文を参考にするのがよいでしょう。また本文の単語数制限が厳しい場合，Result をサラッと流して，Figure legend で詳しく述べるという裏ワザもあります（通常，Figure legend に単語数制限はありません。ただし極端に長いのは考え物です。モデル論文を参考にしましょう）。

下記の例で Figure legend に回した最後の 1 行は，単語数に余裕があるなら本文中に持ってきてもいいでしょう。また Figure legend には，Figure に入れた矢印やスケール，略語の説明など，いろいろな要素が入ります。

■本文
Figure 1 shows the relationship between the distance of patients' residence to a major highway and the time from transplantation to the development of chronic rejection.

■ Figure Legend
Figure 1. The relationship between the distance of patients' residence

to a major highway and the time from transplantation to the development of chronic rejection. Pearson's coefficient showed significant relationship between the two parameters (r=0.98, P<0.001).

　③の結果のまとめは，②で示した結果がシンプルなら不要なこともあります．これはデータの解釈について，Discussion とどこで棲み分けをするかという問題とも絡んでくるので，Q30 で詳しく解説します．

MESSAGE

Result は
①何を調べたのか（＋なぜ調べたのか），
② Figure の解説，
③結果のまとめ，の 3 段構成。
図表を上手に使って，
本文と重複なく効果的にデータを
プレゼンテーションしよう

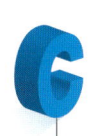

提出用Figureの作り方

　Figureの紙芝居（下書き）はPowerPointを使って準備していることが多いでしょう（Q17）。しかしPowerPointのスライドは，そのままでは論文用には解像度が低すぎるのが問題です。投稿規定に沿った修正方法（の一例）を紹介します。

　投稿時は「印刷」されてどうなるかが基本です。学術誌の図は「コラム（段組み）」に収まるように作成するので，誌面が2コラムの学術誌であれば，1コラムに収まる図は幅8.7cm(3.4インチ)，2コラムにまたがる図なら幅18.1cm（7.1インチ）程度，高さは最大25cm程度になるよう作成します。

　典型的な投稿規定は「300dpi[*1]，TIFF形式」です。一方PowerPointのデフォルト設定は96dpiで，スライド（を印刷した場合の大きさ[*2]）を完成図（幅8.7または18.1cm，高さ＜25cm）と同じに設定したのでは解像度が低すぎます。そこでとり得る主な方法は以下の3つです。

■オプション①

Macユーザー[*3]は任意のdpiを指定できるので，スライドの大きさとdpiを指定して完了

---

*1：dpi（dots per inch）とは1インチ（約2.54cm）の幅にいくつのドット（点）を表現できるかを表す解像度の単位。

*2：PowerPointスライドを印刷した場合の大きさは，「デザイン」＞「ページ設定」＞「スライドのサイズ指定」から。

*3：驚いたことに，Windowsではこれができないようで，ここに書いてある面倒な操作が必要になるのはそのためです。

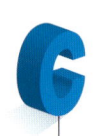

■オプション②

ピクセル数が完成図と同じになるよう，スライドのサイズ[*2]を大きめに指定する（以下の計算式）

- 1コラムの図：300(dpi)×8.7(cm)÷96(dpi)＝27.19(cm)
- 2コラムの図：300(dpi)×18.1(cm)÷96(dpi)＝56.56(cm)
- 高さは80cm以内で少し大きめに設定してあとで削る

これでできた図をTIFF形式で出力して提出で大抵OKです。ただ，画像情報（プロパティ）としては96dpiのままなので，稀に300dpiでないとダメだと言う出版社があります[*4]。この場合，ピクセル数を固定して画像を印刷した場合のサイズだけ下げる（解像度だけ上げる）ことで対応可能です。Adobe社のPhotoshopやIllustratorなどのソフトでも可能ですが，結構高価です。そこで個人的におすすめなのがCelsys社のClip Studio Paint Proというイラスト作成ソフトです。

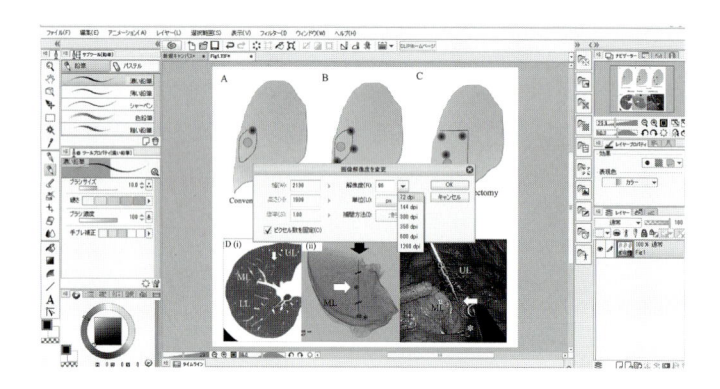

このソフトはイラストやマンガ，アニメーション制作用ですが，5,000円ほどと比較的安価なうえに機能も多彩で，論文

＊4：これはReviewerレベルの話ではなく，acceptされたあとの出版社レベルの話なのでrejectの心配はありませんが，出版が遅れる原因にはなりえます。

作成はもちろん，研究を行ううえで有用な画像加工の機能（色調調整，コントラストなど）も充実していて重宝しています。

■ **オプション③**

イラスト作成ソフト上で 300dpi，誌面に合うサイズの設定をして図を作成

Windows ユーザーにはこれが一番ストレートなやり方ですが，PowerPoint のほうが操作に慣れていたり，最初に Figure の紙芝居を PowerPoint で作っていたりすると面倒かもしれません。

■ その他の注意事項

1．元画像の解像度について

元の画像（たとえば写真）の解像度が低ければ，図全体の解像度を上げても画像の質自体はそれ以上改善しようがありません。デジカメでの撮影など最初に画像を保存するときに，解像度をできるだけ上げておくことが非常に大切です。

2．**Monochrome，Halftone** などについて投稿規定がある場合

投稿規定によっては「解像度：Monochrome（文字と線のみからなる白黒のグラフ，模式図など）は 1,200dpi 以上，Halftone（写真などの画像のみ）は 300dpi 以上，Combination Halftone（両者の組み合わせ）は 600dpi」と書いてあることがあります。グラフなどでさらに高解像度のものを求めるもので，PowerPoint（あるいは Excel）からのグラフの切り貼りでは解像度が不十分（数字上はよくても，元の画像が荒すぎて線などがガタガタ）になる可能性があります。この場合は，面倒ですが上記のイラスト作成ソフトで，元のグラフを下絵としてトレースして作り直すことで，より質の高い図を作成することができます。

3．**RGB** と **CMYK** について

投稿規定によっては「カラー画像は RGB ではなく CMYK 形式で」と指定されていることがあります。RGB は光の三原

色（赤緑青）のことで，パソコンの画面上の色はこれらの組み合わせでできています．一方印刷では，藍色（Cyan），深紅色（Magenta），黄色（Yellow），黒（Key plate）のCMYK 4色のインクの組み合わせでできているので[*5]，やはり「印刷するとどうなるか」という話に戻ってきます．イラスト作成ソフトではRGB形式をCMYK形式にプレビューしながら変換できるので，このような要求にも答えることができます．

4．どこまで手間をかけて作業するか

いろいろ書きましたが，何にどこまで手間をかけるかは，学術誌のgradeや，その仕事の自分の中での重要度で変わってくるでしょう．Figureは凝りだすときりがありませんが，すべてに完璧を求めると生産性が上がらなくなってしまいます．その辺のバランスを考えて進めるといいでしょう．

まとめ：論文掲載用の解像度に見合った図を作成する方法

PowerPoint（デフォルト96 dpi）で，要求された解像度，誌面に合わせた大きい図を作成

↓
（例）300 dpiなら，1コラムの図で幅27.2 cm，2コラムの図で幅56.6 cmの設定．高さは適当に

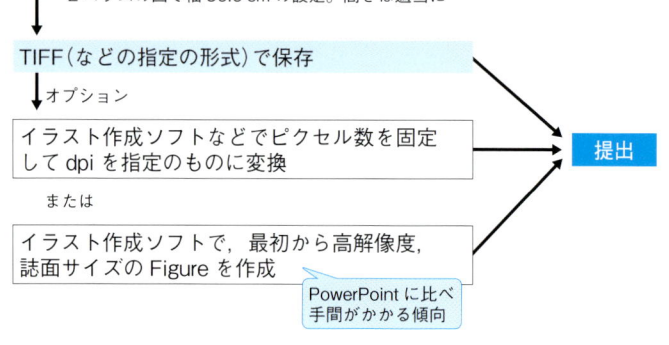

TIFF（などの指定の形式）で保存
↓オプション

イラスト作成ソフトなどでピクセル数を固定してdpiを指定のものに変換

または

イラスト作成ソフトで，最初から高解像度，誌面サイズのFigureを作成
（PowerPointに比べ手間がかかる傾向）

→ 提出

[*5]：デジカメで撮った写真を印刷すると微妙に色や光り具合が違うのは，そもそも色の表し方が違うためです．学会のポスター作成でも同じことが言えます．

Result 2
建て前と本音を区別して読者を誘導できているか？

Q29

Result 2
建て前と本音を区別して読者を誘導できているか？

　Result の書き方でもう 1 つ問題になってくることがあります．論文の書き方に関する多くの参考書で解説されているように，「Result は研究の結果，つまり事実をそのまま解釈を交えずに淡々と書くべき」かどうかということです．

　上記の説明は，個人的には論文作成の初心者の誤解を招きやすいのではないかと考えています．むしろ，「解釈を交えずに淡々と結果を書く」というのは建て前で，本音は**「しっかりと研究結果に解釈を加え，結論に向かう結果を厳選したうえで，解釈を交えずに淡々と書いたように見せる」**というほうがわかりやすいと思います．Result に示された「客観的な」データに乗っかっていけば，自然に結論にたどり着くように読者を誘導するような書き方がいいわけです．

　現に，「研究結果をそのまま載せればいい」と思っているがために Result が冗長で，どこに向かっているかわからない論文が review に回ってくるのをよく見ます．これは Reviewer にとっては「うへぇ～」という感じで，どうコメントしてあげたらいいか困るパターンです．

　そもそも事実をありのままに伝えることは，一見簡単そうに見えて不可能です．マスコミの報道を例に考えてみればわかりやすいでしょう．どんなに事実を正確に伝えようとしても，伝え手が何を真実と思うかで違ってきますよね？　研究の結果も，事実として情報をリリースする段階で，すでに何らかのフィルターを通ってきているということです．このことを認識していない論文作成の初心者は，研究結果を「そのまま書

101

け」と言われてもどうしたらいいんだ……とフリーズしてしまうか，生データに毛が生えたような洗練されていない Result を書いて Reviewer をうんざりさせるわけです。**よい Result を書くにはデータの解釈が絶対に必要**です。

　ではどう解釈すればいいのかというと，Result を書く段階であらためて，載せようとしているデータが**論文の結論を示すのに必要かどうかを考える**ことが重要です。ありがちなのは「こんな面白いデータもせっかく出たから論文に入れよう」というような**もったいない主義**で，これがしばしば災いします。読者や Reviewer からすれば，そのデータを出すのにあなたがどれだけ苦労したか，どれほどそのデータを面白いと思っているかは問題ではありません。**ストーリーにそぐわないデータは容赦なく削って論文に含めない**と心に決めましょう。

　一方，あなたの論文の結論を否定，つまり研究の根幹を揺るがすデータが出た場合，あえてそれを隠して**都合のいいデータだけでストーリーを築き上げることは，研究者としての正義に大いに反する**ことになります。そんなデータが出てしまったら，どこが間違っているのか──結論に反するデータか，ストーリーそのものか──詰めていく必要があります。

MESSAGE ↘

**研究結果には解釈を加えて吟味し，
客観的事実として淡々と書いて読者を誘導する。
ただし結論を否定するデータを隠すのは
絶対ダメ！**

Result 3
ResultとDiscussionの棲み分けができているか？

Q30

Resultは，スタート時点ですべての解析方法が決まっている前向き臨床研究と，年余にわたる紆余曲折を経てようやくまとめる段階に至る基礎研究とでは書き方が異なってきます。前者のResultはマテメソで述べた研究方法に従って結果を示すだけです。一方，後者は説明が必要な箇所が多く，複雑な研究になると1つのFigureが複数のパネルにわたります。それらを読者が総合的に理解するためには，結局どういう結果になったのかを最後に1行でまとめてあげたほうが親切でしょう。

後者のような論文の中にはストーリー展開があるため「Figure 2の結果がこうだったから，次にこのような実験をしてFigure 3になった」といった，Figure間のつなぎの説明が必要になり，あるFigureの「③まとめ」がResultの「①何を，なぜ調べたのか」につながることになります。

さてここで，ResultとDiscussionの区別はどこでつけるのかという疑問が出てきませんか？　この疑問に答えるためには，論文全体におけるResultの立ち位置をはっきりさせる必要があります。

Resultは読者を結論に導くために存在します。しかし，その研究を知り尽くしている執筆者自身が思うほど，Resultから結論を導くことは読者やReviewerにとって簡単なことではありません。そこで登場するのがDiscussionです。**Discussionは結果と結論の間をブリッジするもの**です。結論を導くのに十分な判断材料を過去の文献を引用しながら提供したり，必要な注意点（研究の限界など）を書き加えるのがDiscussionです。ここにResultとDiscussionの棲み分けが存在します。

103

この棲み分けを論文に反映させるため，Result は読者が客観的事実を見せられていると実感するよう，淡々とした調子で書きます．つまり，本当はデータに解釈を加えて記述しながらもそう見えないように，「～と考える」「～と推測する」という表現は避けて，「A は B だった」「C を すると D になった」と，事実を淡々と述べる形式で簡潔に書くことが大切です．

　逆に言えば，「A は B だった」「C をすると D になった」と自信を持って言い切れる内容は Result に含めるべきで，「～と考える」「～と推測する」と書かなければならないものは Discussion に回すべきということになります．Discussion では，積極的に「～と考える」「～と推測する」あるいは「A という結果は～を示唆する」という表現を使うことになり，その根拠として Result で述べたデータや文献を持ってくるということになります．

　ただし，ある実験結果から推論した内容を確かめるために次の実験を組むこと，またその推論に際して文献的な考察をすることはよくあります．この場合，必要最低限の文献の引用が Result の中に出てくるのは，決してルール違反ではありません．ここが，あらかじめ決まっている **study design** を忠実に実行する前向きの臨床研究と，紆余曲折の研究過程を持つ基礎研究の大きな違いと言えます．事実，『Nature』誌など有力な基礎科学雑誌では Result と Discussion を分けていないことが多々あります．

　Result に引用文献が必要となるのは，「○○な理由で△△な実験をした」というミニ Introduction を「①何を調べたのか」の前に入れなければならない場合と，「③結果のまとめ」を次につなげるために文献を引用しなければならない場合とがあります．実例を次に挙げます．

In general, collagen degradation depends mostly on MMPs,[25] and only a limited number of MMP family members can degrade interstitial collagen.[29,30] ［①何をなぜ調べたか］ Thus, using real-time RT-PCR, we examined gene expression of MMPs that might be involved in collagen degradation. ［② Figure の解説］ Among these, MMP-2 was the only one whose expression in the low-dose SC080 treatment was significantly higher than that of control (Figure 6A). （以下図の説明が続く）

（Sato M, et al. Am J Pathol. 2011; 179: 1287-300. より引用）

MESSAGE

結果と解釈を区別し，
解釈は Discussion に回そう。
ただし，解釈や文献引用が Result の
ストーリー展開に不可欠な場合，
Result に含めるのはルール違反ではない

てるくんの研究論文作成 5

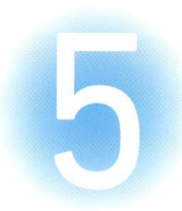

てる：今日は Materials and Methods と Result を一気に書いてきました。先生が言われるように，Methods は「単純作業」として書くことができました（Q6）。とにかくモデル論文の形式を真似て，長くなりそうなところは文献を引用して……。

M：着々と進んでいるね。それでいいと思います。あとは，Result に入れると決めているデータに関しては，そのデータを出すのに使った方法を漏れなく入れるように気を付けることですね。見たところうまく書けているので，今日は Result のほうにフォーカスしていこう。

てる：Result については Figure の紙芝居をしっかり作ったうえ，結論もはっきりしていますから，それに向かって淡々と書きました。ただ，やっぱり先生がおっしゃるように，どこからが解釈で Discussion に回すべきかというのはちょっと悩みました。

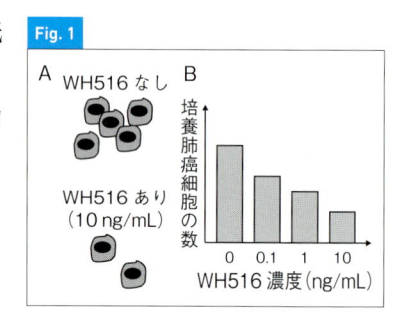

Fig. 1
A WH516なし
WH516あり（10 ng/mL）
B 培養肺癌細胞の数
WH516濃度（ng/mL） 0　0.1　1　10

M：なるほど。じゃあその辺も含めて見ていこうじゃないか。

■ Figure 1 の内容：WH516 は培養皿で肺癌細胞数を抑制した
本文：ミロヒダワダケの抽出成分 WH516 は乳癌や胃癌など複数の癌細胞種に対する増殖抑制効果が示されている。しかし肺癌に対する効果は示されていない。われわれはまず，WH516 が肺癌細胞を抑制するかを，（中略）観察した。Fig. 1A は（以下略）

M：まず目に付くのは最初の2文（下線部），WH516に関する過去の文献とこの実験のrationaleです。なぜここに入れたのかな？

てる：やはり出だしなので，あらためてなぜこの実験をしたか（ミニIntroduction）を入れたほうがいいかなと思いまして。

M：なるほど，たしかに場合によっては①何を調べたのか，の前に「なぜ調べたのか」というミニIntroductionがあったほうが親切でしたね（Q28）。ただ，この下線部の内容はIntroductionですでに述べているよね。このrationaleは研究全体のrationaleでもあるわけです。「なぜ調べたのか」は，ストーリー展開上，説明がないと話がわからなくなるときに限って入れるのが原則です。今回はQ28で説明した結果の3要素の「①何を（どうやって）調べたか」，つまり第3文（われわれはまず〜を観察した）から始めるのが簡潔でいいと思います。

続いてその「①何を調べたか」の部分ですが，内容的にはいいのだけど，結果の記述としてはくどい印象があります。

■本文
　われわれはまず，WH516が肺癌細胞を抑制するかを調べるため，3段階の異なる濃度のWH516を培養皿上（*in vitro*）で肺癌細胞株LCCに暴露し，WH516を加えていないLCCと生きた細胞数を比べた。Fig. 1Aに培養した肺癌細胞の代表的な写真を示す（以下略）

We first examined whether WH516 has a suppressive effect on lung cancer cells *in vitro* by examining the number of viable cells after exposing a mouse lung cancer cell line, LCC to 3 different concentrations of WH516 and compared the results with that of LCC without exposure to WH516. Fig. 1A shows（以下略）

てる：僕もそんな気がしていました。どこまで詳しく書くのがいいのか，今一つ感覚がわからなくて。

M：最初のうちはたしかにそういうところで悩むよね。わかります。場数というのもあるけど，ポイントとしては一般的に1文25〜30語程度までを目安にするといいでしょう。この文は49語だから，長い印象を与えています。3段階で展開する結果の書き方の中で「①何を（どうやって）調べたか」は特に簡潔さが求められます。「3段階の濃度が〜」とか，「WH516に暴露していないものと比べて〜」というのは，たしかにそうなのだけど，その後を読めば，何をどうやって調べたかは自ずと明らかになるので，ここで詳しく書かなくてもいいのです。簡潔に要は何をしたのかを書きましょう。

■てるくんによる修正後
　われわれはまず，WH516が肺癌細胞を抑制するかを調べるため，3段階の異なる様々な濃度のWH516を培養皿上（*in vitro*）で肺癌細胞株LCCに暴露し，WH516を加えていないLCCと生きた細胞数を比べた。Fig. 1Aに培養した肺癌細胞の代表的な写真を示す（以下略）

We first examined whether WH516 has a suppressive effect on lung cancer cells *in vitro* by examining the number of viable cells after exposing a mouse lung cancer cell line, LCC to 3 different (∧ various) concentrations of WH516 and compared the results with that of LCC without exposure to WH516. Fig. 1A shows（以下略）

M：これで29語ですね。ほどよい感じだと思います。
　では次，「② Figureの解説」にあたる部分です。

■本文
　Fig. 1Aに培養した肺癌細胞の代表的な写真を示す。上のパネルは

LCC 細胞を WH516 なしで培養したもの。下のパネルは LCC 細胞を WH516（10 ng/mL）とともに培養したところ。WH516 と培養した LCC 細胞は WH516 なしで培養したものより数が減って見えた。

　Figure 1A shows representative microscopic pictures of cultured lung cancer cells. On the top panel, LCC cells were incubated without WH516. On the bottom panel, LCC cells were incubated with WH516 (10 ng/mL). The number of LCC cells incubated with WH516 appeared to be decreased compared with those incubated without WH516.

てる：こんな感じで書いてはみたのですが，どこまでを本文に書いたらいいのか legend で書く内容との重複はどうしたらいいのか迷いました。

M：Reviewer や読者の立場に立って考えてみると，よりよい書き方が見えてくるかもしれません。私が思うに Result の「② Figure の解説」は，次の 3 点に気を付けるといいと思います。
　① 本文だけを読んでストーリーが通じる
　② Figure と Figure legend だけを見て／読んでストーリーが通じる
　③ 本文を Figure，Figure legend を参考にしながら読んでも，くどいと感じない

ちなみに Figure Legend はこんな感じでしたね。

Figure 1. The effect of WH516 on cultured LCC cells.
(A) Representative pictures of cultured LCC cells without WH516 (top panel) or with 10 ng/mL of WH516 (bottom panel). The number of LCC cells cultured with WH516 appeared to be decreased compared with that cultured without WH516.

絶対的な正解はありませんが，どちらも単独で読んで理解できます。一方，くどい感じもあります。Legendの網掛け部分は本文と完全に重複していますね。LegendはFigureとセットなので，見ればわかるような細胞数の違いなら，網掛け部分を削っていいでしょう。逆に，図中の何かに着目しなければいけないならば，「矢印は○○を示す～」といった説明が必要ですね。

逆に本文には，「上のパネルは～，下のパネルは～」という説明まではいらないと思います。Legendに書いてあるし，要は「WH516で細胞が減ったらしい，あとはFig. 1Aを見てね」ということにしたほうが簡潔でいいでしょう。

■本文修正版

　Fig. 1Aに培養した肺癌細胞の代表的な写真を示す。~~上のパネルはLCC細胞をWH516なしで培養したもの。下のパネルはLCC細胞をWH516（10 ng/mL）とともに培養したところ。~~ WH516と培養したLCC細胞はWH516なしで培養したものより数が減って見えた。

Figure 1A shows representative microscopic pictures of cultured lung cancer cells. ~~On the top panel, LCC cells were incubated without WH516. On the bottom panel, LCC cells were incubated with WH516 (10 ng/mL).~~ The number of LCC cells incubated with WH516 appeared to be decreased compared with those incubated without WH516.

Figure 1. The effect of WH516 on cultured LCC cells.
(A) Representative pictures of cultured LCC cells without WH516 (top panel) or with 10 ng/mL of WH516 (bottom panel). ~~The number of LCC cells cultured with WH516~~（以下略）

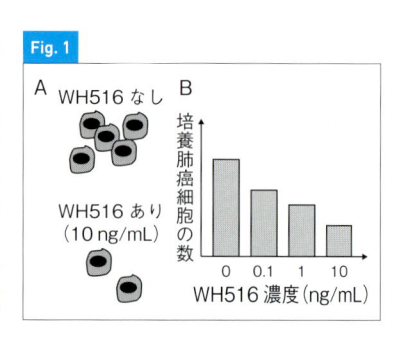

Fig. 1
A　WH516 なし
　　WH516 あり
　　（10 ng/mL）
B　培養肺癌細胞の数
　　0　0.1　1　10
　　WH516 濃度 (ng/mL)

M：これに続いてもちろん Fig. 1B のグラフの説明がくるわけだけど，そのあとに「③結果のまとめ」をオプションとして入れるかどうかです．

てる：はい，それも考えました．さらにその次にくる Fig. 2 の出だしをこのようにしてみました．

■本文

　次にわれわれは，WH516 の肺癌に対する効果を生体内（*in vivo*）で試した．<u>WH516 の生体内での効果が抗腫瘍免疫によるものであるかを調べるため，免疫不全マウスと免疫が正常なマウスを使用した．</u>Fig. 2 は（以下略）

　Next, we examined the effect of WH516 on lung cancer cells *in vivo*. <u>To examine whether anti-tumor immunity is involved in the effect of WH516 *in vivo*, we used immunocompromised and immune-competent mice.</u> Fig. 2 shows（以下略）

つなげてみると，Fig. 1 の説明の最後にわざわざ「③結果のまとめ」を入れなくてもスムーズにつながる感じだったので，あえて入れませんでした．

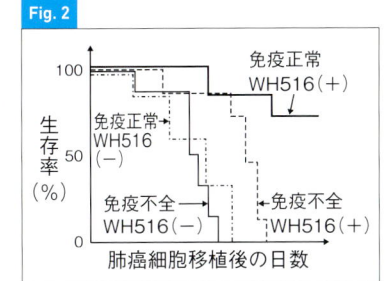

Fig. 2

M：それでいいと思います．「培養皿で WH516 の効果をみた．続いて生体内で効果をみた」というスムーズな流れができていますからね．そして Fig. 2 の説明では，「免疫の関与を調べるために異なる種類のマウスを使った」という一文（下線部）を入れていますね．これが①のオプションである何のためにやったかという部分ですね．ここは新たに免疫の話が出てくるところだし，一言入れて流れがわかりやすくなったと思います．

111

て：あえて「③結果のまとめ」を入れたのは Fig. 2 の説明の最後です。Fig. 3 以降は生体内で WH516 が癌を抑制したメカニズムの話になっていくので，ここで結果をまとめて次につなげる感じにしました。

■本文の続き
　Fig. 2 に 4 つのグループの生存カーブを示す。WH516 で治療された免疫細胞マウスの生存が最も良好であり，続いて WH516 で治療された免疫不全マウスの生存が良好だった。この結果は，WH516 が培養皿で見られた癌細胞への直接的な抑制作用に加えて，ホストの免疫を介して癌を抑制している可能性を示唆する。

　Fig. 2 shows the survival curves of four different groups. Immunocompetent mice treated with WH516 showed the best survival, followed by immunocompromised mice treated with WH516. This result suggested that WH516 exerted the tumor-suppressive effect through the host's immune system in addition to the direct effect on cancer cells as seen *in vitro.*

M：うまくまとめていると思います。次に来る Fig. 3 の冒頭とつなげてみると，Fig. 2 の最後に結果をまとめるほうがつながりがいいことがわかります。

■Fig. 3 の説明の冒頭
　われわれは，ホストの免疫が癌を抑制する機序をさらに調べるため，移植された肺癌周囲の肺組織を詳細に検討した。

　To further examine the mechanisms whereby the host's immune system suppressed cancer cells, we carefully examined the lung tissue around implanted lung cancer.

てる：気になったのは，Fig. 2 の最後で「suggest」（示唆する）という単語を使ったことです。結果の中でこの表現はどうでしょう。

M：悩むところだね。Result では「～と考える」のような表現は結果で使わないほうがいいという話でした（Result と Discussion の棲み分け，Q30）。これは結局，確からしさの程度によると思います。この場合，Fig. 2 の結果から免疫の関与はかなり確かで，そこから Fig. 3 以降に話がつながるわけですから，「suggest」を使って結果をまとめるのは，よいと思いますよ。

てる：この辺が Result と Discussion の棲み分けということですね。

Q31 Discussion 1
なぜ論文に Discussion が必要かを理解しているか？

　論文で一番難しいのは Discussion だと言われることが多いです。また「何を Discussion で書けばいいのかわからない」という悩みもよく耳にします。思い起こせば私自身もそのような悩みを抱え，なかなか Discussion が書き上がらず，書いては直しという作業を続けてはダメ出しされて，ということを延々と繰り返していたように思います。

　今考えるに，当時 Discussion が書き上がらなかった最大の理由は，そもそもなぜ Discussion が必要なのかが理解できていなかったからのように思います。ここでは，Discussion の具体的な書き方に入る以前の問題として，Discussion がなぜ必要か，Discussion がなければなぜ困るのかをまず明らかにしていきましょう。

　Q22 で論文の結論，つまりイイタイコトが重要であり，すべてはそこに集約されていかなければならないと述べました。Discussion ではこのことがさらに重要な意味を持ちます。研究内容を一番よく理解しているあなたは，Result（実験や解析の結果）を見れば論文の結論は明らかだ，と思うかもしれません。しかしそれは，あなたがその研究分野やあなたの出した研究結果を知りすぎていることから起きる錯覚です。実際には Result と結論の間には大きなギャップがあり，それを丁寧に埋めて説明しなければ Reviewer や読者はあなたの論文をきちんと理解できないということを自覚すべきです。

　想像してみてください。ある研究結果（データ）を 10 人が見て，10 人全員が全く同じ結論を導くとは考えにくいでしょう？　そこには必ず

Discussion 1
なぜ論文に Discussion が必要かを理解しているか？

何らかの「解釈」が入ってくるはずです。Discussion では，あなた（＝その研究について一番よく知っている人）が，研究結果をどのように解釈してその結論を導いたのかを説明し，その解釈の妥当性，つまり結論の妥当性を示す必要があります。そうすることで，**Result と結論の橋渡しをすることが Discussion を書く目的**です。Result で読者の理解のベクトルを結論に向けておいて，さらに Discussion によって結論までの橋渡しをしてあげるということです。

Discussion の書き方について，「研究の結果に対して，それが Introduction で提示した問いに対してどのように答えを出すことになったかを，解釈，文献の引用を交えて主張する」といった説明がしばしばなされます。しかし，なぜわざわざ主張しなければならないかということについては，あまり説明されていないように思います。

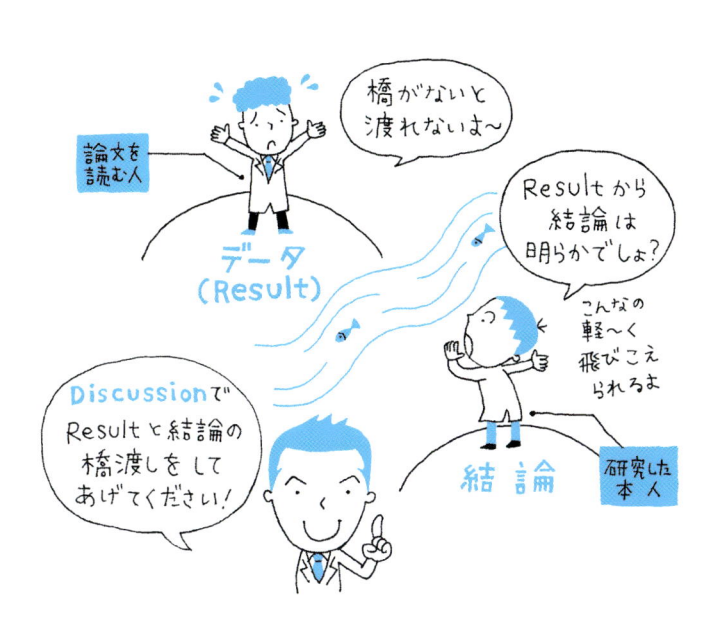

| CHAPTER 3 | なんとなく書いていないか？
メリハリをつけるパート別論文執筆のコツ |

繰り返しになりますが，そのような主張をしなければならない理由，つまり Discussion が必要な理由は，**あなたが出した結論は，あなたが思っているほど Result から明らかなものではなく（＝知りすぎていることによる錯覚），読者のために Result と結論の間を丁寧に理詰めで埋めてあげなければならないからです。**

今まで Discussion についてスッキリしない気持ちを抱いていた人も，これで Discussion というものに対してクリアなイメージを持っていただければと思います。ある程度決まった書き方はあるのですが，そのような表面的なことだけ知っていても，何のためにあるのかという根本が理解できていなければ，的外れな Discussion になってしまうかもしれません。

MESSAGE ↘

**論文の結論は，あなたが思うほど
Result（データ）から明らかではない。
このギャップを丁寧に埋めて読者を
結論に導くのが Discussion の役割**

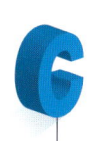

なぜ学会プレゼンでは「Discussion」のパートが少ないか？

　賢いあなたは，学会のプレゼンでは Discussion，考察に重きが置かれていないことに気が付いているかもしれません。あったとしてもせいぜいスライド 1〜2 枚です。論文とプレゼンでは一体何が違うのでしょうか？

　最大の違いは，情報のやりとりに費やせる時間です。論文は時間をかけて読めますが，プレゼンは必ず制限時間があります。データを提示されても，それを聴衆が自分で解釈して検討する時間はありません。そのためデータの提示自体も，論文以上に解釈を踏まえたものにならざるをえないし，そうすべきです。プレゼンでは，データ提示即解釈ということです。

　拙著『国際学会発表　世界に伝わる情報発信術指南　流れがわかる英語プレゼンテーション How To』では，スライドのタイトルだけ読めば内容を理解できるようにする必要性を説いています。プレゼンは時間がないので，読者に解釈の負担をかけないようにする必要があるのです。必然的に Result に Discussion の要素も組み込まれてくるので，あえて Discussion のパートを作ったとしてもそこに入るのは，過去の論文との比較として特に重要なものや研究の限界の提示に限られてきます。学会のプレゼンで Discussion のパートが目立たないのはこのような理由からです。

Discussion 2
書き出しのパターンを押さえているか？

なぜ Discussion を書かなければならないかを理解していただいたら，次は書き方の作法を説明しましょう．しつこいようですが，この作法だけ身に付けても意味がありません．Discussion は Result から結論への橋渡しだということ，また結論を北極星のように遠くに輝き導いてくれる存在として意識しながら書きましょう．

Discussion の書き出しパターン

まず Discussion の第 1 段落は，自分なりの書き出しパターンを持っていないと，いきなり書くのは難しいものがあります．オーソドックスなのは，最初に Result のまとめを示しておき，加えてこの Result がこの研究目的を叶える，または仮説を支持するものであることを述べる書き方です．

Discussion の役割は「Result と結論の橋渡し」ですが，最初に Result のまとめを簡単に述べることで橋の出発点を示します．そして Result と研究目的または仮説の関係（これは結論に近いが結論そのものではない）を明らかにすることで，これから渡る橋の方向性を示すのです．そして第 2 段落以降で，なぜその Result が研究目的に適うものか，または仮説を支持するかを議論して結論に導きます．

Discussion 2
書き出しのパターンを押さえているか？

パターン1

①結論のポイントを述べる

In this study, 結果1., 結果2., 結果3.

②この結果が研究の仮説を支持すると述べる

These results support our hypothesis that xxxx.

「仮説」の場合はパターン1が書きやすいですが,「目的」の場合, 最初に目的を言い直す（パターン2）ほうが組み立てやすいかもしれません。

パターン2

①研究の目的を言い直す

The purpose of the present study was〜

②結果のポイントを述べる

[Indeed], we demonstrated 結果1., 結果2., 結果3.

「仮説」の場合でも最初に仮説を言い直すこともできます。

パターン3

①研究の仮説を言い直す

In the present study, we hypothesized〜./ our hypothesis was〜

②結果のポイントを述べる

To support the hypothesis, 結果1., 結果2., 結果3.

Discussionでは時制に注意

　Discussionの書き出しで，時制が気になって筆が止まる人は多いのではないでしょうか？　日本語では意識しませんが，英語にしようとすると急にわからなくなります。いわゆる時制の一致はどうしたらいいのか……。マテメソやResultは基本的に過去形でいいのに対し，過去と現在が入り混じるDiscussionでは時制が問題になるのです。

■具体例
In the present study, the distance between the residence of lung transplant recipients and a nearby major highway was associated with the incidence of chronic rejection. Furthermore, the residence-highway distance was a significant risk factor of chronic rejection in a multivariate analysis. These results support our hypothesis that air pollution is a stimulant for transplanted lungs and promotes the development of chronic rejection after lung transplantation.
（本研究でわれわれは，当施設の肺移植後患者の住居と幹線道路との距離が，肺移植後慢性拒絶の発症率と関連していることを示した。この距離は多変量で解析した場合でも，肺移植後慢性の有意な危険因子であった。しかもこれらの結果は，大気汚染が移植肺に対する刺激となり，慢性拒絶を促進するとの仮説を支持するものである。）

　論文を書いている時点からすると，実験や解析をした時点は過去になります。そのため，Resultのまとめが過去形（highway was〜，the distance was〜）になるのは一見当然のことです。一方，Discussionではwe demonstrated that〜（この研究でわれわれは〜を示した）という具合に書きたくなるかもしれません。この場合，demonstratedの後のthat節の中が現在形なのか，過去形なのかという疑問がわいてきます。高校では「that節の中が一般的に言えること（例：太陽が東から昇る）なら

Discussion 2
書き出しのパターンを押さえているか？

時制の一致を受けない」と習ったはずですが……う〜む，話がややこしくなってきました。そこで次の 2 つのポイントを押さえておくのをおすすめします。

◎**仮説は「普遍的な事実」を仮定するので常に現在形でよい**
◎**研究結果を一般化しすぎるのは危険なので，過去形が無難**

　前述の具体例の場合，「肺移植後患者の住居と幹線道路との距離が，肺移植後慢性拒絶の発症率と関連している」というのは，**今回の研究結果がたまたまそうかもしれない**という視点が大事です。
　たとえば，

We demonstrat<u>ed</u> that the distance between the residence of lung transplant recipients and a nearby major highway <u>is</u> associated with the incidence of chronic rejection.

という表現をすると，<u>個体差の大きい医学生物学の実験・研究では言いすぎ</u>になります。時制に迷うことなく Result をまとめるコツは，つい入れたくなる we demonstrated that〜や we showed, we found〜といった枕詞をとっぱらって，**A was B. C did D. のように過去形で書くこと**です。もしどうしても we demonstrated that〜という書き方がしたければ，that 節の中に <u>「この研究に限っては〜だった」</u>というニュアンスを入れると，過去形でも違和感がなくなると思います。

We demonstrat<u>ed</u> that the distance between the residence of lung transplant recipients <u>in our hospital</u> and a nearby major highway <u>was</u> associated with the incidence of chronic rejection.

　一方，「仮説」は普遍的な法則を仮定するわけですから現在形にします。また，研究結果が仮説を支持しているのは，論文を書いている時点

CHAPTER 3 なんとなく書いていないか？
メリハリをつけるパート別論文執筆のコツ

での話なので，これは普通に現在形が適応されます。

These results <u>support</u> our hypothesis that air pollution <u>is</u>〜.

あるいは，パターン3のように段落の最初に仮説を言い直すなら，

We hypothesi<u>zed</u> that air pollution <u>is</u>〜

と that 節の中を現在形にします。

　もっとも，この辺の時制については，不自然であれば英文校正で直しが入るでしょうから，上記説明がしっくりこなければ，あまりこだわらず書き進めていってください。

MESSAGE ↘

第1段落はResultの個別性と仮説の普遍性を時制に反映させて，①Resultのポイント（2〜3行）と，②研究の目的または仮説とResultとの関係を述べる

てるくんの研究論文作成 6

てる：先日から Discussion を書き始めました．書き出しで迷いましたが，先生から教わった形で Result をまとめて，仮説との関係を述べたら，何とかできたように思います．パターン3（Q32）の書き方です．

■本文（日本語訳のみ）
　この研究でわれわれは，WH516 が肺癌に対して直接の抑制効果だけでなく，ホストの免疫系を介した抑制作用を示すとの仮説を検証した．この仮説を支持することに，WH516 は培養皿で肺癌細胞を抑制した．次に WH516 は肺癌を植えたマウスの生存を改善したが，その効果は免疫不全のマウスよりも免疫正常マウスで大きかった．WH516 を投与した免疫正常マウスでは（以下略）

M：形としてはいいと思います．ただ結果のまとめが長いかもしれませんね．各 Figure に1文を使うと，この段落だけで5文になってしまいます．仮説部分を含めても，2～3文にまとめたいですね．

■修正版（仮説の後）
　この仮説を支持することに，WH516 は *in vitro* で肺癌細胞を直接抑制するだけでなく，肺癌 *in vivo* モデルでは免疫不全マウスより免疫正常マウスでより大きな生存改善効果を示した．WH516 を投与すると肺癌周囲の肺組織にはリンパ球が集まり，リンパ球によるサイトカインも上昇していた．

　To support this hypothesis, WH516 <u>not only</u> directly suppressed lung cancer cells *in vitro,* <u>but also</u> extended survival of immune-competent mice better than immunocompromised mice in a lung cancer model *in vivo*. Treatment with WH516 resulted in accumulation of lymphocytes around lung cancer in the lung tissue and in upregulation of cytokines produced by lymphocytes.

M：うまく2文で結果をまとめましたね。仮説を含めて3文です。もっといえば，結果のまとめの1文目が32語で少し長いのと，この文の「not only〜 but〜」というのがやや冗長な印象はあります。仮説の中心部分が免疫の関与にあるので，「この仮説を支持することに」といった後に「WH516の直接作用だけでなく〜」というのは，また話がいったん逆戻りした感があるかもしれません。思い切ってFig. 1の部分を省いてもいいかもしれませんね。

■修正版
　本研究でわれわれは，WH516が肺癌に対して直接の抑制効果だけでなく，ホストの免疫系を介した抑制作用を示すとの仮説を立てた。この仮説を支持することに，WH516は肺癌 *in vivo* モデルで，免疫不全マウスより免疫正常マウスでより大きな生存改善効果を示した。（以下略）

　In this study, we hypothesized that WH516 suppresses lung cancer through the host's immune system as well as the direct anti-cancer effect. To support this hypothesis, WH516 extended survival of immune-competent mice better than immunocompromised mice in a lung cancer model *in vivo*. （以下略）

てる：たしかにこれでダブつきがなくなって，かなりスッキリまとまった感じがします。

Q33 Discussion 3 ポイントとなる結果と過去の文献を使って結論を支持しているか？

Discussion 中心部を構成するポイントを決める

　Discussion の最初の段落で結果のまとめとその研究の目的・仮説の関係をざっと提示し，続いて 3〜6 段落を使ってそれぞれ論文のポイントについて議論していきます。ここが **Discussion の中心部**となります。これらのポイントは基本的に，Result から結論への橋渡しとなるものであるべきです。逆に言えばこれらのポイントについて理解すれば，自然に結論が導かれるのが理想です。ただ漫然と Discussion を書くのではなく，下の図のようなイメージを持っておくと，一貫した力強い Discussion ができると思います。

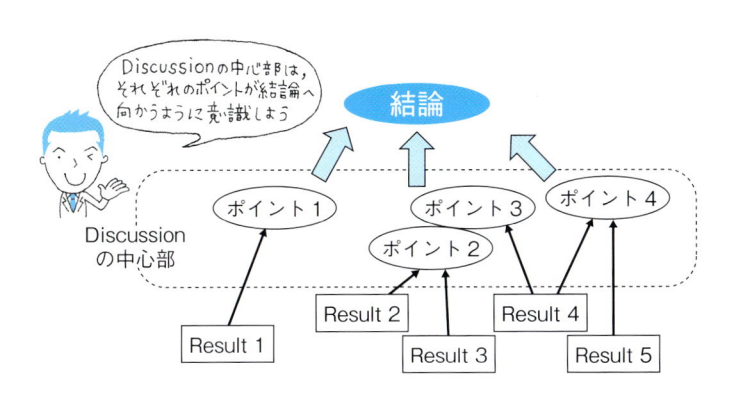

Discussion 中心部の書き方のパターン

各段落には次の 3 つの要素が入ります。

◎ A：Result で示した結果のまとめ直し
◎ B：過去の文献とその考察
◎ C：A と B から導かれる知見

A と B の関係によって主に 2 パターンの書き方があります。

■知識のギャップを前面に出す書き方
　文献ではここまで示されていたが，○○は知られていなかった。今回の研究では○○を示した（**Fig. ●**）。これによって **XXX** という新しい知見を加えることができた。

■過去の文献との合わせ技で新しい知見を示す書き方
　今回の研究では○○を示した（**Fig. ●**）。一方，文献では **XX** が示されていた。総合的に考えて，これらの研究により **XXX** という新しい知見を加えることができた。

論文全体の語数から算出される Discussion のポイント数の目安

　ポイントはいくつでも挙げていいというわけではありません。論文の規定語数の **4 分の 1**，多くても **3 分の 1** を Discussion に充てるのが目安です。たとえば規定が 3,000～4,000 程度であれば，1,000 語前後になります。1 つの段落が 100～150 語程度で構成されるとして，第 1 段落と最後から 2 番目の研究の limitation，締めの段落を除けば残りは 600～700 語となり，かなり少ないのです。ポイントが 3～6 個というのはこのあたりから必然的に出てくる数字です。さらに言えば，1 つの段落が 100～150 語で，1 つの英文は 20～25 語程度で構成されることを考える

と，1つの段落に入る文の数は 4〜6 程度です．小学校の作文のように好きなことをつらつらと書き並べるとすぐにいっぱいになってしまいます．

Discussion 中心部のバリエーションについて

　ここで示した A+B → C という展開は Discussion 中心部の典型的なパターンですが，すべてこの形式にしなければならないわけではありません．場合によっては，A+B と A'+B' という2つの要素を合わせて C という知見・解釈に至ることもあるでしょう．次に述べる研究手法の limitation がここに入ってくる可能性もあります．他にも議論の展開はいくらでもバリエーションがありえます．要は形式にとらわれすぎず，何のために Discussion をするのかを意識し，そのためにこの Discussion 中心部ではそれぞれの結果のポイントと文献を使って結論をサポートしていくのだ，という原則に立ち返って，議論を展開していきましょう．

MESSAGE →

Discussion の中心は
3〜6 個のポイント・段落で構成し，
これらがまとまって結論を導く

てるくんの研究論文作成 7

M：いよいよ Discussion のメインパートです。ここではだいたい 3〜6 のポイントを挙げて，各段落で議論を進める（Q33）ということでした。ポイントはどんな感じになりますか？

てる：まずは箇条書きにしてみました。こんな感じです。が，なんだか結果をそのままなぞっているようで。

■ポイント①
　他の癌種と同様に肺癌でも，WH516 は *in vitro* で腫瘍抑制効果を発揮し，癌細胞への直接的な抑制効果が示された。
■ポイント②
　WH516 の免疫活性化作用が想定されていたが，免疫力正常の肺癌モデルを使い，WH516 がその生存を延ばすことを確認した。
■ポイント③
　肺癌組織，リンパ球のサイトカイン産生から WH516 が抗腫瘍免疫を発揮する機序がリンパ球の活性化にあることが示唆された。

M：ポイント①が Fig. 1，ポイント②が Fig. 2，ポイント③が Fig. 3 と 4 に対応しているわけですね。

てる：はい。Fig. 3 と Fig. 4 の内容は，それぞれ突っ込んだ議論をすれば 2 つのポイントに分けられそうですがとりあえずまとめています。たとえばなぜリンパ球が癌の周りに集まるか，とかどうやってサイトカインを作る刺激が入るか，とか。

M：そうだね。Discussion は，話を広げようと思えばどこまでも広がってしまいます。そこで大事なのが全体の単語数とのバランス（Q33）と，結局その議論がどこに向かっていくべきか，というゴールの問題。

てる：ゴールは，論文の結論です。「北極星」でしたね（Q22）。この論文の結論は「WH516 は肺癌細胞の成長を，特に免疫能が正常なマウスの体内で抑制する。WH516 による肺癌細胞の増殖抑制は，癌細胞に対する直接作用だけでなく，リンパ球を介した抗腫瘍免疫（癌免疫）の関与が示唆された」でした。すべてをここに集約させるように書いていけばいいわけですね。

M：そういうことです。そうすると，てるくんが挙げたポイント①に対応する結論部分は？ そう，「**WH516 による肺癌細胞の増殖抑制は，癌細胞に対する直接作用だけでなく**」という部分だね。

てる：はい……。今そう言われて気が付いたのですが，「癌細胞に対する直接作用」を今回証明しているのは Fig. 1 の培養皿の実験だけでなく，Fig. 2 の免疫不全マウスもそう言えますよね？ 文献でも免疫不全マウスで乳癌や胃癌の細胞が調べられていたわけですし。

M：さすがてるくん。よくそのことに気が付いたね。ここで学んでほしいのは，Discussion では出てきたデータを 1 つずつ順番になぞる必要は全くないということ。むしろ結果全体をいったんシャッフルして，ストーリーがつながるように組み替えながら文献を引用していくということです。

てる：なるほど〜。ではポイント①はこんな感じでまとめられますか。

■ポイント①修正版
他の癌種と同様に肺癌でも，WH516 は *in vitro* で，また免疫不全マウス

を使った in vivo の実験でも腫瘍抑制効果を発揮し，癌細胞への直接的な抑制効果が示された．

　Fig. 1 と Fig. 2 を引用して，過去の文献も使って書いてみます．

■本文
　WH516 は胃癌，乳癌に対して直接的な抑制作用を示すことが in vitro で，また免疫不全マウスを使った in vivo の実験で示されている（文献）．これらの研究と同様に，今回の研究でわれわれは肺癌細胞に対しても in vitro で濃度依存性に腫瘍抑制作用を示すことを確認し（Fig. 1）また肺癌を抱えた免疫不全マウスにおいても WH516 投与によって生存が延長することを示した（Fig. 2）．これらの結果は，これまで示された WH516 の癌細胞に対する直接的な抑制効果を支持するものである．

　WH516 has been demonstrated to have direct inhibitory effects on gastric and breast cancer cell lines *in vitro* as well as *in vivo* using immunocompromised mice (文献). Similar to these studies, we demonstrated that WH516 inhibits a lung cancer cell line *in vitro* in a dose-dependent manner (Fig. 1). We also demonstrated that immunocompromised mice implanted with lung cancer cells show better survival if treated with WH516 (Fig. 2). These results support the reported direct inhibitory effect of WH516 on cancer cells.

M：よく書けました．A：結果のまとめ，B：文献，C：導かれる知見，の3要素をしっかり入れてくれていますね．順番がB→A→Cになっているけど，もちろんそれでも全然かまいません．

てる：ありがとうございます．少し迷ったのは，Introduction で入れたPIK–Akt–mTOR pathway の話を入れるかどうかです．それから最近知ったのですが，WH516 が癌細胞の細胞外マトリックスへの細胞接着を阻

害して増殖を抑える，なんて文献もつい先月出ていました．この辺を考察に入れなくてもいいでしょうか．

M：てるくんはよく勉強しているね～，私もまだその論文は読んでいないよ！　ただ，その新しい論文の話をこの Discussion に入れるかどうかはよく考えないといけない．さっきも言ったけど，とにかく「北極星」に向かっていくことが大事なんだ．こういう面白そうな話は砂漠の中で見える蜃気楼みたいなものかもしれない．ついそっちに行きたくなるけど，本来の目的地から逸れてしまうかもしれない．

　　Discussion は，結果・Result について議論すること．たとえば今回の研究結果が癌細胞への直接的な作用についてのものであるなら，その直接作用にどういう可能性があるのか——という議論の中でてるくんが最近読んだ論文の話を積極的に入れたらいいでしょう．でも今回は癌免疫に結論の力点があるので，絶対入れちゃダメではないけれど，全体のバランスをみて必要そうなら入れる2軍選手扱いがいいと思います．ここが広く読者の関心を惹きつける Introduction と，一気に結論まで橋渡しする Discussion の役割の違いでもあると思います．

　　他に気になったことはあるかな？

てる：えぇ，あと1つ気がかりなのは，この培養細胞の実験で，「癌細胞に対する抑制作用」といって結局細胞数しか見ていなかったな，と思いまして．よく考えると，細胞数というのは増える細胞と死ぬ細胞の数のバランスで決まっています．これらを検討していなかったな，と．

M：なるほどそうですね．Discussion を理詰めで書いていくと実験の欠点が見えてきます．これもよくある話です．

てる：そうなんですね……どうしましょうか？

M：対処法は3つあります．1つは，足りないものを補う．追加実験を

行うか，文献で同じような条件で行われた実験があれば，データを引っ張ってくるのも手です．自分のデータと文献を総合的に解釈する，ということですね．2つ目は，Reviewer に突っ込まれるまで黙っておく．何も言われなければよし，何か言われたら言い訳なり追加実験なりを考える．ずるいように見えますが，これも大事な戦略です．そして3つ目は研究の limitation として正直に告白しておくことです．

てる：納得しました．今回の細胞数の問題は WH516 の直接作用の機序に関するもので，たしかに先生がおっしゃる通り結論に向かっていくものではないように思えます．とりあえずこのままにしておいて，Reviewer に突っ込まれたときに対処を考えたいと思います．

M：うん，私もそれくらいでいいように思うよ．結局，完璧な研究や完璧な論文なんてありえないんだ．どんなに一生懸命自分の頭で考えても，結局 Reviewer は他人なので，全くこちらが思ってもみない突っ込みをしてくる．その分野の専門家が見て，その多くが突っ込むところは事前に対処したほうがいいと思うし，先ほどから繰り返しているように，結論（北極星）に向かっていく道の上に大きな石ころが転がっているような問題はもちろんどけなければならないだろうけど．

　この完璧主義になりすぎないということは，論文を完成させるうえで非常に大切なんだ．完璧主義になったら，どんなに頑張っても細かな欠点が目についてくる．同じことは，一通り論文を書き終えた後，共著者に論文を回覧した場合にも言える．いろいろな人がいろいろなことを言ってくる可能性がある．もちろん耳は傾けなければならないけれど，どの意見を採用するかは，最後は筆頭著者であるあなた次第，あるいは主任研究者次第だ．すべての意見を取り入れることは，論文のボリュームという点でも現実的でないことはよくあります．

Q34

Discussion 4
研究の限界（limitation）を述べているか？

　何のために limitation を述べるのか？　答えは **Result の拡大解釈を避ける，つまり言いすぎを避けるため**です。決して Reviewer を納得させるためではありません。繰り返し述べているように，Discussion は Result から結論への橋渡しであって，結論は Result に解釈を加えて導かれるものです。Result は具体的な事例であり，結論は Discussion での帰納的プロセスを経て抽象化されたものです。当然ここには何らかの限界があります。臨床研究であれば，研究手法に関する limitation が常につきまといます。新聞社が 1,000 人を対象に世論調査を行ったとすれば，そこには「たった 1,000 人をもって日本国民を代表したものとみなしている」という limitation があるのと同じです。「研究の limitation を執筆者自身が認識したうえで，なおかつここまでは言ってもいいという結論を導きました」というメッセージを示すことが limitation の役割です。

　さて，limitation は無数にあり，言い出したらキリがありません。文字数に限りがある中で，どの limitation について言及すればいいのかが問題です。ケースバイケースではありますが，次のような形式で 3 つを目安に挙げます。

CHAPTER 3 なんとなく書いていないか？
メリハリをつけるパート別論文執筆のコツ

We acknowledge there are several limitations in this study.
First, ...
Second, ...
Third, ...

　さらに limitation は列挙するだけでなく，コメントを述べる必要があります。次の①②のどちらか，もしくは組み合わせになるでしょう。

①たしかに limitation はあるが，○○の理由で本研究は妥当だ（この研究の正当性を主張）
②Limitation を克服するために，今後△△の研究が必要だ，または行う予定だ（将来の展望を示す）

■ Limitation の記述例
　われわれは本研究についていくつか限界があることを認識している。1つ目は，患者の術前のステージング方法に一貫性がないこと。しかし本研究のように比較的稀な疾患を扱う場合，研究対象期間が年余にわたるため，PET・CT の導入に代表されるような技術進歩がバイアスとなる可能性を排除するのは難しい場合がある。2つ目は，予後規定因子について単変量解析しかできなかったこと。3つ目は，本研究が単一施設での研究であること。本研究では症例数の少なさゆえ多変量解析を導入することは統計学的に適切ではないと判断したが，今後多施設共同研究を行い，より多くの症例を集積することが必要である。

　一つひとつの limitation にコメントする場合もありますし，まとめてコメントをつける場合もあります。前述の例文では，1つ目の limitation に対しては妥当性（やむをえない理由）を主張。2つ目と3つ目についてはまとめてコメントし，2つ目については統計学的な妥当性を主張するとともに，2つ目と3つ目の limitation はともに今後多施設共同研究をする

ことで克服可能かもしれないと，将来の方向性を示しています。

　一般に，臨床研究ではどうしようもないことはどうしようもないので，研究デザインの限界点として limitation とそのコメントは，1〜2 行でサラッと流すことが多いです。一方，実験論文の場合，実験というのは頑張ればできる部分が多いので，現在の研究の妥当性や，次の研究ステップについてしっかり説明を求められることが多い印象です（詳しくは「てるくんの研究論文作成 8」参照）。

　また，臨床研究・実験を問わず "Further investigation is necessary." といった言い回しはいわば決まり文句ですが，これだけで終わると非常にチープな印象を残します。さらに研究が必要なのは当然のことで，「どのような研究が必要なのか，次に何をどうしたいのか」を，具体的な将来展望として示すべきです。

MESSAGE

研究の limitation は論文の言いすぎを防ぐとともに，研究の将来展望を示す機会

てるくんの研究論文作成 8

てる：ようやく Discussion のメインパートを書き終えて，最後の limitation と結論部分です。Limitation では次の 3 つを挙げようと思います。

- 研究で用いた肺癌の肺内モデルが人工的に癌細胞を肺内に植え込んだものであり，通常の発癌プロセスを経ていない点。
- WH516 はリンパ球を介して抗がん作用を示すと考えられるが，その詳細なメカニズムについては不明であること。
- WH516 の副作用については調べていないこと。

M：まずはモデルの限界点についてみていきましょう。

■本文

　第一に，われわれが使った肺癌移植モデルは，肺内での発癌のプロセスを反映していない。本モデルにおける肺癌の性質は実際にヒトで見られる肺癌のものとは異なる可能性がある。

　First, the orthotopic lung cancer implantation model we used does not reflect carcinogenesis in the lung. The nature of lung cancer in the model may be different from actual human lung cancer.

　たしかに指摘していることはそうだと思います。ただし，この書き方の問題点としてはただ limitation を挙げるにとどまっていて，言い方は悪いけど，取ってつけたような印象があります。そういう問題や限界があるとして，「ではここからどうするのか」とか，「そういう欠点はたしかにあるけれど○○だ」というような建設的な展望が見えてこない。そこが問題です。

　今後改善するつもりなのか，あるいは limitation はあっても有意義なモ

デルだと考えているのかなど，もう少し踏み込んで，"魂を吹き込んで"書いてほしい気がするな。

てる：たしかに魂はあまり入っていないような……。このモデルはlimitationはありますが，免疫力が正常のマウスで，肺の中という，外界に曝された，免疫学的に独特とわれわれが考えている微小環境に癌細胞を入れた in vivo 実験というところに意義があると思っています。

M：私もそう思うよ。Discussion のメインの部分に入れてもいいくらい重要な内容ですが，Result の解釈が長くなったので limitation に入れて，「でも有意義なモデルを使った画期的な実験だ」と言っていいんじゃないかな？

■修正版

　最初に，われわれが使用した同所肺癌移植モデルは，発癌や癌の進展といった肺癌の通常の生物学的な過程を反映していない。しかし，このモデルが潜在的に重要なのは，免疫能が正常なワイルドタイプのマウスを使って，癌細胞が肺内の独特な免疫学的微小環境（文献）に置かれることにある。このモデルは，T 細胞のような免疫細胞と癌細胞の肺内における相互作用について有用な情報をもたらしてくれるかもしれない。

　First, the orthotopic lung cancer implantation model we used does not reflect usual biological processes of lung cancer such as carcinogenesis and progression. However, this model is potentially important in that cancer cells are placed in the unique immunological microenvironment of the lung (文献) using an immunocompetent wild-type mouse. This model may provide useful information regarding the interaction between the immune cells such as T cells and lung cancer cells in the lung.

てる：おぉ～！　なんだかすごく前向きなコメントに生まれ変わりましたね。魂を込めると随分変わりますね。

M：そりゃそうですよ。サラッと流すところは流しつつ，伝えるべきところはガッツリ触れておかなければなりません。限界を示しつつ，その中に展望や希望を示すことが大事です。2つ目についても同様です。3つ目のlimitation（WH516の副作用について研究しなかった）について，これが一番しっくりきません。

　というのも，副作用を調べるというのはこの研究の目的ではないからです。ヒトに応用するには最終的に必要なことですが，この研究がそこまで考えなければならないことはないと思います。Discussionは結果・Resultについて議論することという原則に従うわけです。

てる：そうですね，自分でも無理がある気がしていました。そうするとlimitationは2つだけになりますが問題ないですか？

M：3つというのはあくまで目安だからね。2つのlimitationで字数も費やした分，バランス的にもちょうどよいと思います。さぁこれでいよいよ投稿も見えてきたね！　もう一息だ。頑張れ，てるくん！

■ Discussionの書き方：まとめ
- Discussionは，Resultで示した「結果」と，あなたの出した「結論」の橋渡しをするものだと理解しよう。結論はあなたが思っているほどResultから明らかなわけではない。
- Discussionの出だしは，①目的または仮説の反復，②結果のまとめ直し，③結論を1段落で簡潔に。
- Discussion中心部は，結果の中の3〜6のポイントを，A：Resultで示した結果のまとめ直し，B：過去の文献とその考察，C：AとBから導かれる知見，でまとめる。
- Discussionの最後から2番目の段落で研究のlimitationを3つ程度挙げてコメントをつける（妥当性を主張，または将来展望につなげる）。
- Discussionの最後は結論をまとめ直す。

Q35 すべてのパートが同じベクトルを持って書かれているか？

　CHAPTER 3 を読み進めていただいた方はもうお気付きかもしれませんが，結局本書で強調しているのは，**論文のすべてのパートが結論＝イイタイコトに向かう**ということです。Abstract はもちろん，Introduction，マテメソ，Result，Discussion のすべてが同じ方向を向かないといけません。Q22 では，1～2 行で言い表される「結論＝イイタイコト」が論文を書き進めるうえでの北極星のような役割を果たすと書きました。そのことの繰り返しになりますが，下の図のように，すべてのパートがきれいに同じ方向を向くことこそが説得力のある論文を書く秘訣です。

　なぜこのことを再度強調するかと言えば，これができていない論文が非常に多いのです。みなさん，いろいろな実験や解析をして，本当にいろいろなことを知っているのだけれど，そうした知見がバラバラな方向を向いているために，最後まで読んでも結局どこに向かっているのかが

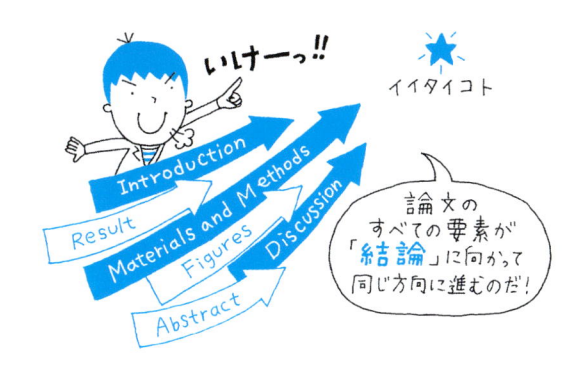

CHAPTER 3	なんとなく書いていないか？
	メリハリをつけるパート別論文執筆のコツ

見えない，おそらく本人もわかっていないような論文が多いです。そういうときに，「結局，この論文でイイタイコトって，こういうことだよね〜」と教えてあげられると，書いた本人も，目の前の霧が晴れるように一気に見通しが立って，わかりやすい論文に生まれ変わるという経験を何度もしてきました。これは私が指導した論文だけでなく，Reviewer として目を通した論文もそうです。Review した論文にそういうアドバイスを入れると，劇的にわかりやすくなった revise が返ってくることがあります。そういうときは review した側としても，その論文の価値を高めることに貢献できたことに大いに喜びを感じます。

　逆に，かく言う私自身が執筆する論文も，気が付けば北極星を見失ってさまよっていることがありますし，Reviewer の指摘で論旨が明確になっていないことに気が付いたことも何度もあります。論文を書くという作業はそれだけ複雑でいろいろな要素があり，しかもその論文の細かいことまで知りすぎてしまっているために，執筆者／研究者は簡単に迷ってしまうのです。

　この論文執筆の原則とも言うべきものをしっかり押さえていれば，英語表現云々というのはかなり末端の話です。

MESSAGE →

論文のすべてのパートが「結論＝イイタイコト」という北極星に向かっているかを確認しよう

第四章

なぜあなたは論文が書けないのか

CHAPTER 4

書いただけで終わっていないか？

ここからが本当に大事なツメの作業

Q36 目標 Journal の投稿規定に目を通したか？

　論文の投稿先は，ある程度書き進めて全体の雰囲気やインパクトがはっきりしてきた段階で決めることが多いと思います．いくつか投稿先を絞り込んだ段階で，それぞれの Journal の投稿規定に目を通すことが大切です．せっかく書いた論文も，投稿規定のために大きく変更しなければならないようなら時間の無駄です（もちろん最初の投稿先に reject されて目標 Journal を変更する場合は，この作業は不可欠です）．

特に重点的にチェックすべき項目は下記の通りです．
① 語数制限と語数制限に含まれるもの
② **Figure，Table** の数と形式，ビデオの可否
③ **Supplementary material** の可否
④ **Reference** の形式
⑤ **Conflict Of Interest**（**COI**），**copyright transfer**（著作権の委譲）に関する同意の提出方法（**Q37** で解説）

　投稿規定は論文作成の過程で何度も見直すことになるので，Web サイトにある**投稿規定のテキストをコピーして Word に貼り付け，論文の原稿を入れてあるパソコンのフォルダに一緒に入れておく**と便利です．投稿規定自体は結構な分量がありますが，本当に必要な情報は意外とわずかです．自分の投稿論文と全く関係ないところ（たとえば original article を投稿する場合の，letter to the editor など他の投稿形式の説明）は Word 文書上で削除，特に重要なところはハイライトしておくなどすれ

ば，執筆中に見直すときに効率がよいでしょう。

①語数制限と語数制限に含まれるもの

多くの Journal の語数に含まれるのは Introduction から Conclusion までで，Abstract, References, Figures, Tables は含まれません。Figure, Table を1つあたり一定の語数（例えば150語など）に換算する場合もあります。また Abstract には別に語数制限（通常150〜300語程度）がついています。何度も言いますが，これらの語数から逆算すると，論文の本文に書くことの大部分が決まってきます。**語数制限を知ることは，どのパートに何をどれだけ書けるかという論文作成の detail を決めることに直結する**のです。

② Figure, Table の数と形式，ビデオの可否

論文内に掲載を許可されている Figure や Table の数および形式は，Journal と投稿する article のタイプによって異なります。せっかくたくさんの Figure を用意しても，投稿規定によって大部分を削らなければならないということになれば，論文全体の構成にも大きな影響を及ぼします。

また1つの Figure でも，その中に複数のパネルを入れることがありますが（例：Figure 1A, 1B, 1C），そうしたパネルの中にさらに小分けにした図（例　Figure 1A-(i), -(ii) など）を入れることが許されている場合とそうでない場合があります。Figure の形式についても注意を払いましょう。

さらに最近では，Journal の online 版にビデオを掲載できる場合もあります。掲載可能な場合は非常に有効なアピールの道具になりえますので，よくチェックしておきましょう。

③ Supplementary material の可否

Online Journal が一般的になった昨今では，論文の語数制限以内に収まらない情報を興味のある読者が入手できるよう，**supplementary material**（日本語では「補助情報」とでも言うのでしょうか）を提出できるようになっていることがあります。これは，メインの **Figure** に入りきらなかったデータや，マテメソに書くには冗長になるが実験の再現には必要な **Method** の詳細であったりします。

こうした追加情報の有無が査読結果を大きく左右することはありませんが（もし査読結果を大きく左右するなら，その情報は **supplementary material** ではなく論文に入れる必要があります），**publish** された論文の読者にはありがたいものです。「論文は自分の業績アップのための道具」というような短絡的な考え方をせず，「自分の持っている知見を広く世間に公開して科学の進歩に役立てる」という本来の目的に立ち返って，**Online Journal の利点を活かした情報公開の機会はぜひ活用**したいものです。

④ Reference の形式

Journal によって参考文献の掲載形式が異なります。形式がおかしいからといって **reject** されることはおそらくないと思いますが，その **Journal の形式を順守して Reference list を作成することは論文執筆のマナー**です。また，基本的に誰も直してくれないところなので，自分でキチンと投稿規定をチェックして合わせる以外の方法はありません。

ここで大きな威力を発揮するのが，**EndNote** のような文献管理ソフトです。**EndNote** は **Reference list** を作るうえで非常に強力なツールです。拙書『改訂版　症例報告，何をどうやって準備する？　流れがわかる学会発表・論文作成 How To』では **EndNote** を使った文献整理・管理術を紹介しています。

> 目標 Journal の投稿規定に目を通したか？

　私は EndNote を使い始めて 17〜18 年になります。当時からすごく便利で，今でも文献リスト作成の基本的な機能は変わっていませんが，PDF での文献収集・整理機能もかなり使いやすくなっています。論文作成のツールとしてだけでなく，研究そのものの支援ツールとしても非常に有用なので，これから研究を本格的にやろうという方は是非購入を考えてみてはいかがでしょう。

MESSAGE

投稿先は早めに絞り，投稿規定を手元に置いて執筆するのが効率的

投稿先を決めるには？

　投稿先を決める際に一番参考になるのは，自分が書いている論文に関する分野に精通している人に聞くことでしょう。「こんな論文ならこのあたりの Journal」という感覚を持っているため，的確なアドバイスをもらえるはずです。また，常に参考にしているモデル論文や，自分の研究に関連する文献検索で出てきた論文を掲載している Journal は候補になります。

　投稿先が決まらなくて困っている場合，Abstract を以下の Web サイトに貼り付けると，出てくるキーワードから候補となりうる Journal をピックアップしてくれて便利です。

Edanz という英文校正業者の Web サイト
http://www.edanzediting.co.jp/journal_selector

Q37

倫理規定は守れているか？

　読者のみなさんにとっては，このセクションのテーマは興味を惹かれないものかもしれませんが，昨今の論文を取り巻く状況の中では一番大切と言っても過言ではないかもしれません。ここで問題があると，思わぬところで足をすくわれる可能性があります。

　チェックすべきポイントを下記に挙げます。

- □ 倫理委員会など，その研究に関してしかるべき第3者機関を通しているか？
- □ 倫理委員会に提出した内容が順守されているか？
- □ コピペ・写真の使い回しをしていないか？
- □ 出典を明らかにせずに引用していないか？
- □ Conflict Of Interest（COI）や funding source を開示しているか？

　また，COI 開示の書類や，copyright transfer（提出する Journal またはその出版社に出版権を譲る旨を明示する書類）の提出は，最近ではほとんどすべての Journal において，どこかの段階で要求されます。初稿の投稿段階や最終段階など，Journal によってさまざまですが，これらの書類の準備が結構面倒です。多くの場合，著者一人ひとりに要求してきますが，特に著者が多施設に及ぶ場合には，この書類を集めるのが一苦労で，論文投稿の律速段階になる可能性があります。どのような書類が要求されるのか，投稿規定で早めにチェックしておくのが理想です（と言いながら，私自身もギリギリにならなければこの作業をしないことが多く，いつも後悔しています……）。

CHAPTER 4 書いただけで終わっていないか？
ここからが本当に大事なツメの作業

　COI開示の書類は，各著者の自筆サインをスキャンしたものを代表者がまとめて**online**で提出できることもあれば，各著者が**online**で行わなければならない場合もあります。後者のほうが一見便利なように思うかもしれませんが，実際はそうでもありません。**Journal**のシステムにログインして所定の手続きを各著者が行わなければならないわけですが，忙しい中でそうした作業をするのは手間です。**共著者でもその論文にかける思いには温度差がある**ので，なかなか全員がサインをしてくれず，論文が**review**に回されないといったことがしばしば起こります。**自分ではどうしようもなく，とにかく本人にやってもらわないことには話が先に進まない**という状況に陥ります。手書きのサインを集めるのはもちろん大変ですが，各々が**online**上でサインしてくれるのを待つよりは簡単なことが多いように思います。

　さて，個人的には幾度となく，こうした「事務的な」部分で苦戦を強いられてきたわけですが，この手のことは「嫌だなぁ〜」「面倒だなぁ〜」と思っているばかりでは一歩も前に進めないことは明らかです。**やらなければならないことはやるしかない**と腹をくくって，忙しいであろう共著者に対して申し訳ないという気持ちを押し殺し，余計なことは考えずにガンガン催促して，サクサク進めていくことが大切です。

MESSAGE

倫理規定の順守や，COI，出版権に関する書類提出は，「やらなければならないことはやるしかない」と腹をくくってしっかり取り組もう

Q38

書き上げたはずの論文が放置されていないか？

　ここで取り上げるのは，本書のテーマの根幹に関わる重大な問題です。いろいろな人が研究・論文に取り組むのを見てきましたが，「論文が書けない」と言う人が，全く Word 文書が埋められないというのは稀です。多くの場合，**論文は一通り書いている（ように見える）のに，それを accept/publish されるところまで持っていけない（いかない）**のです。おそらく読者の中にもこれを読んで「ドキッ」とした人がいるはず。この現象を「論文書いても publish にたどり着かない症候群」とでも呼びましょう。そのパターンと原因は主に以下のように分類されます。

「論文書いても publish にたどり着かない症候群」の分類と原因

■指導教官など人の手に渡ってそのままになる
　（原因）・指導教官が忙しすぎる，怠惰，興味がない
　　　　　・論文原稿の質が低すぎて直しようがなく放置
　　　　　・書いた本人も人手に渡ったことで解放されて，それ以上何もしない
■人に見てもらったものが返ってきてそのままになる
　（原因）・批判されたことで心が折れてしまう
　　　　　・初稿の時点で燃え尽きている
■論文原稿を投稿したが，reject されてそのままになる
　（原因）・批判されたことで心が折れている
　　　　　・投稿した時点で燃え尽きている

CHAPTER 4	書いただけで終わっていないか？
	ここからが本当に大事なツメの作業

論文原稿のクオリティは読むに堪えるレベルか？

　初稿を書き終えて最初のハードルは，指導教官など他の誰かに論文を見てもらうところです。書いた本人は「書けた〜！」という解放感に浸っているかもしれません。しかし，特に論文作成の初心者はここで要注意です！　初稿に目を通してもらうこと自体が，あなたが思っているほど簡単ではないのです。

　最大の理由は，**初稿が論文として読むに堪えるレベルに至っていない**ことです。これは衝撃でしょう。せっかく書いたのに，読んでもらえるレベルにない……と!?　しかしこれが現実です。最初からキチンと書けるほど，論文，特に英語論文は甘いものではありません。本書の**CHAPTER 2〜3** までは，そのような初心者の論文が読むに堪えるレベルに至るよう手助けするために書かれているといっても過言ではないのです。

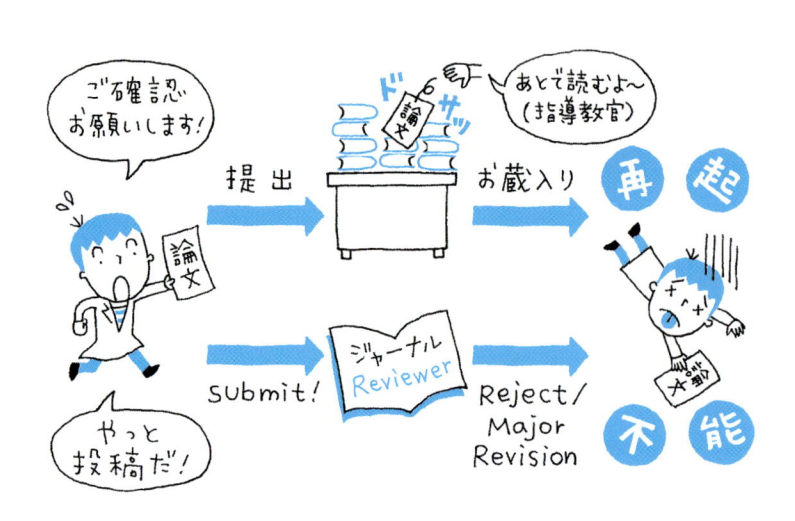

論文作成の援助者はいるか？

　次に問題になるのは，初稿が読むに堪えないものであったとして，それを**読めるレベルまで引っ張り上げてくれる援助者が近くにいるかどうか**という点です。援助者は指導教官，もしくは身近な先輩や同僚の場合もあるでしょう。初稿の手前の段階，草稿を見て改善点を教えてくれるような人が近くにいるのは，実に大きなポイントです。指導教官であろうとなかろうと，読むに堪えないレベルの論文に目を通し，アドバイスを与えることはかなり難しく，多大な労力を要することなのです。まずこのことをよく理解して，**論文を読んでもらうことを当たり前と思わず，感謝の気持ちを持つこと**も大切です。

指導教官など人の手に渡ってそのままになってしまう

　さて，指導教官などの机の上で論文が眠ってしまって投稿までのプロセスが滞り，場合によってはそのままお蔵入り・再起不能になってしまう事態がしばしば起こりえます。ここには，論文を書く側と読む側，双方に問題があると言えます。

　指導教官をはじめとする読む側は，多忙のため論文を読む時間を確保し難いことが多いです。あるいはそもそも怠惰で指導をする資格がない人もいるでしょう。また，論文のレベルの低さゆえに「どのように引っ張り上げたらいいかわからない」というのは，指導教官としての能力の問題でしょう。実際，論文の指導は非常に難しいと私自身も感じています（論文の指導法を解説する本はなかなか見当たりません。もしかすると本書が，論文の指導法で悩んでいる人にも役に立つかもしれません）。いずれにせよ論文を書く側（指導を受ける側）からコントロールするのが非常に難しい問題です。書く側にできる対策の1つは，論文のレベルを極力高いものに上げておくことでしょう。

CHAPTER 4

書いただけで終わっていないか？
ここからが本当に大事なツメの作業

論文を読んでもらいやすくする

　論文のクオリティに加え，**指導教官の負担をできるだけ減らすような工夫**をすることも重要です。たとえば，論文中の図表と **Figure legend** は通常別のところに掲載しています。**Review** で論文が回ってきたときも同様ですが，本文と図表と **legend** が別々のところにあるのは，読む側にとってかなり面倒です。全部をプリントアウトして見るか，パソコン上で画面を行ったり来たりしなければなりません。

　図表と **legend** を 1 対 1 対応にした別のファイル（**Word** や **Power-Point**）を作っておけば，パソコン上でも本文と並べて見ることができます。あるいは，本文の該当箇所に図と **legend** を埋め込む（あたかも実際に **publish** された論文のように）という方法もありますが，見難くならないように注意が必要です。こうした細かい気遣いは，「自分が読む側だったらこれは大変だろうな」と考える想像力の有無，思いやりの問題です。論文に限らず，人と仕事をするということは常にそういうことではないかと思います。**「これくらいなら頑張って読んでくれるだろう」という自分への甘え，相手への過度な期待は禁物**です。

　また，中途半端な完成度の論文を見かけることがあります。途中まで書いて「ここから先は検討中」や「今やっている実験結果をここに」などと書き込んでいるような原稿です。論文作成のどの段階で指導教官に見せているのか，指導教官との間できちんとコンセンサスが得られていて，たとえば「**Result** の○○は途中まででもいいから，とにかく原稿を見せてください」と言われているような場合や，「方向修正が必要であればできるだけ早い段階で」と指導教官が考えているような場合はいいでしょう。しかし何の断りもなく，もう出来上がっているのだと思って目を通し始めた指導教官が，上記のようなコメントを論文の途中に見たらどう思うでしょうか？　「なんだ，まだ書けてないじゃないか！」，「ちゃんと書いてから持ってこい，こっちも忙しいんだ！」と思うことでしょ

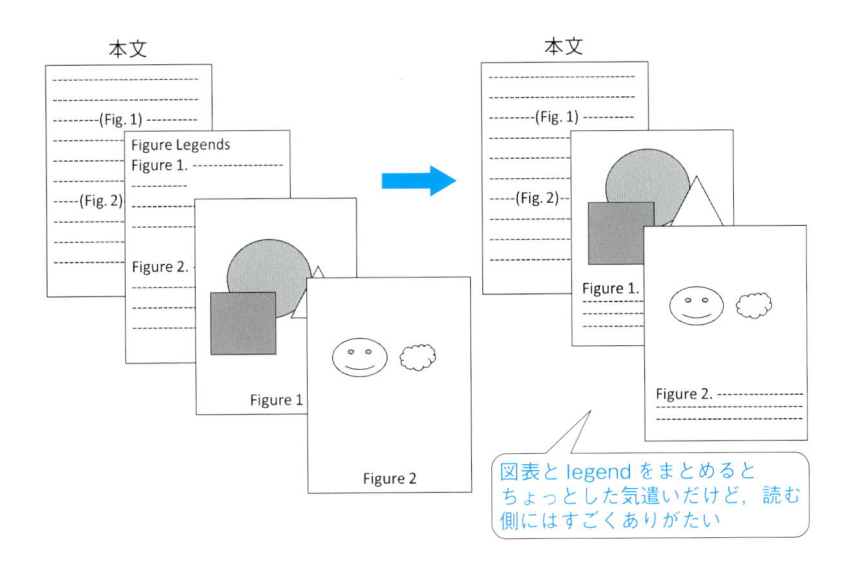

図表と legend をまとめるとちょっとした気遣いだけど，読む側にはすごくありがたい

う．これも読む側の立場に立って考えることなく仕事を丸投げしてしまう，甘えた態度の表れです．きちんと読んでもらえるように最大限の努力をしましょう．

相手を動かすための工夫

　指導教官など論文を読んでくれる人に対して，**reminder のメール**を送ったり，顔を合わせたときに「あの論文の件ですが〜」と remind したりといったことをこまめにすることは重要です．「ただでさえ忙しい指導教官にそんなことできない」と思う人がいるかもしれませんが，指導教官が忙しければ忙しいほど，この作業を怠ればお蔵入りのリスクが高くなります．このような reminder なしで論文を読んでくれるとすれば，それは本当にありがたく貴重なことです．
　もしどうしても気を遣ってしまって，remind できないということであ

CHAPTER 4 書いただけで終わっていないか？
ここからが本当に大事なツメの作業

れば，最初に論文を見せるときに「いつ頃までに見ていただけますか？」と聞いてみてはどうでしょう。いきなり「○日までに見てください」というのは失礼かもしれないし，相手の都合を無視した言い方になりかねないので，**あくまで相手の都合を伺うという姿勢**です。それでも気を遣うということであれば，奥の手として「この論文，いつまでに投稿したらいいでしょうか？」という論文提出の時間的目標を指導教官に聞くところから始めるといいかもしれません。指導教官は基本的にその論文を世に出したいと思っているはずなので，「何とか1ヵ月以内くらいには投稿したいですね」というように答えるでしょう。そうなれば当然，直しの時間も含めて論文を見てもらうのは2週間以内にはやってもらわなければならないわけで，その**指導教官は自分で自分の締め切りを設定した**ことになります。ここまで来ると，あとのremindはかなりやりやすくなります。「先日，何とか1ヵ月で投稿と言っていただいたのですが，徐々に迫ってまいりました。進行具合はいかがでしょうか？」といったメールが出しやすいと感じませんか？ 何せ，1ヵ月という目標は，そもそもその指導教官が言ったことなのですから。

それでもどうしても論文を読んでくれない指導教官というのもありえます。その場合，ある程度のところで腹をくくらなければならない可能性があります。つまり，その指導教官を諦めて別のルートで論文を出すことを考えるということです。当然，人間関係に関わることなので慎重な対応が必要です。無難なのは，身近で論文をきちんと見てくれる「真の指導教官」たるべき人をできるだけ早く見つけ，本来の指導教官には「お忙しそうなので○○先生に最初に見てもらってもよろしいでしょうか？」と確認をとって，かなり完成度の高いものを承認してもらうような形でしょう。全く手つかずの初稿には及び腰だった多忙な指導教官も，すでに誰かの目が通って完成度が上がっている場合には，「どれどれ，ちょっと手直しでもしてやろうか」くらいのノリで目を通してくれる可能性が高くなると思います。つまり，指導教官にとってのハードルを

可能な限り下げる努力をこちらがするということです。

　なかなか「真の指導教官」にあたる人が見当たらないという場合もありうるでしょう。指導教官と自分だけしかその研究には関与していないという困った状況の場合は，**この時点で新たな共同研究者を巻き込む**，そしてその人に論文を見てもらうという手もあると思います。

　また，お金を払って英文添削・校正をしてくれるサービスはいかがでしょうか？　最近は「プレミアムサービス」などと銘打って，単なる添削・校正だけにとどまらず，かなり深いレベルまで論文作成に介入してくれるサービスを打ち出している業者もあります。私自身は実際に利用したことがないので，どの程度のクオリティを期待できるのかわからないのですが，本当に困ったときは有料サービスを使ってみるのも手かもしれません。ただし，通常の英文校正では，表面的な文法や言い回しの調整はしてくれますが，本質的な部分の手直しまではしてくれないと考えておいたほうがいいでしょう。**論文初心者にとってまず必要なのは単なる英文添削ではなく，論文の本質に関わる添削**だということです。

　実は論文を書いた側の問題で一番根が深いのは，初稿を書き終えた段階で燃え尽きてしまって，それ以上の手を打とうとしなくなることです。論文を指導教官に渡した段階で，すでにその論文がどうなるかは自分の問題ではない，ボールは相手のコートにある，あとは相手がどう打ち返してくるかだと思い込むわけです。これは書く側の甘えであり，ひどい場合には，論文作成の作業そのものにすでにうんざりしているので，指導教官が論文を返してくれないことをある種の言い訳にして，それ以上何もしようとしない状況を目にします。結局，<u>論文を書き上げて**publish**するということが本心では面倒で嫌になっているのだけれど，さすがにそう表明するのははばかられるので，誰かのせいにしてしまって自分はそれ以上何もしない（楽をする）</u>という心理です。これは「何のために自分は論文を書くのか？」（**Q1**）という本質が理解できておらず，

CHAPTER 4 書いただけで終わっていないか？
ここからが本当に大事なツメの作業

やれと言われたからやる，といった「やらされ感」がそうさせるのだと思います。心当たりのある人はもう一度自問してみましょう。論文作成を助けてくれる人は探せば必ずどこかにいるはずです。**Publish** まで持っていけるかどうかは結局，他でもない"あなた自身"にかかっているのです。

人に見てもらったものが返ってきてそのままになる

何とか見てもらって返ってきた論文が徹底的に直されたり，ダメ出しされたりしていると悲しくなり，がっかりするでしょう。そこで心が折れてしまって作業が中断してしまうのは悪いパターンです。これは指導する側からすると本当に困ったことです。どうしても先に進まない場合，最終手段として指導教官自らが乗り出して論文を仕上げ，投稿してしまうということもあります。実際，私も経験があります。指導教官は一時大変ですが，とにかく研究結果を世に出すという意味では有効です。しかし指導を受ける側がその後研究者として自立していくうえでのトレーニングにはならず，本質的な解決にはなりません。

心が折れてしまう気持ちはわかります。自分が時間をかけて書いたものが全否定されたように思えるからです。「全然この論文のことをわかってくれてない」と，逆恨みさえしかねません。そこで考えてほしいのは，直しやダメ出しをするために指導教官が払った労力です。結構な時間を割いて「自分のために」見てくれているのだということです。ここであなたがすべてを投げ出してしまえば，指導教官が払った労力もすべて水の泡となります。そんな不義理をする権利があなたにあるのでしょうか？ しかも多くの場合，「私はもう書けません」という **give up** 宣言なしに時間だけが過ぎて，どんどんデータが古くなっていきます。そんなことならむしろ早々に **give up** してもらったほうが，指導教官としても打つ手があるのです。つまり，時間をかけて論文を見てもらった時点

で，その論文はすでにあなただけのものではないということです。論文は共著者を代表して書いているものですから，研究当初から当たり前のことですが，特に心が折れそうなときにはあらためてよく考えてほしいと思います。

　なお，この時点で万一，実験やデータの解析をやり直すように言われたとしたら，本当にそれが必要か，よく議論する必要があります。指摘されたことを活かして修正作業を着実に進め，双方（あなたと指導教官）が納得いく形にたどり着いたところで投稿となるでしょう。

MESSAGE →

書き上げた論文を
accept/publish まで持っていくのは
あなたの責任！
せっかく書いたのだから最後まで頑張ろう！

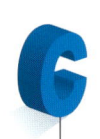

指導教官に読んでもらうのを当然と思わないで！

　私がトロントで大学院生だった頃は，ボスに論文を読んでもらうのに随分苦労しました。なにせ指導教官だったKeshavjee先生はきわめて多忙。しかも，それなりに高いクオリティの論文しか出させてくれないということもあって，先生が目を通さなければ投稿できないわけです。特に最初は論文の書き方がわかっていなかったので，ひどい原稿を渡してしまっていたと思いますが，クオリティが上がったあとでも慢性的にこの問題は続きました。ボスがpublicationのボトルネックになってしまうという，ラボにとっても好ましくない状況だったので，話し合いや工夫の末，先に説明したアプローチ法に行きあたったのです。

　一方，京都大学呼吸器外科の伊達洋至教授は「できれば1週間以内，遅くとも2週間以内には論文を返すようにしている」と公言され，本当にその通りでした。これは研究指導教官といて大いに見習うべきところだと思っています。その背景として，やはり伊達先生ご自身が留学時代にボスになかなか研究を見てもらえないという苦労があったと伺いました。まず"This is very interesting！"と言って，ボスの注意を引いてからでないとまともに話も聞いてもらえなかったそうです。私も指導している大学院生には可能な限りのことをしてあげたいと思っていますが，他の業務が立て込むとどうしても後回しになりがちです。そのため「論文が1週間経っても戻ってこなければremindしてくださいね」と言うことにしています。みなさんもさまざまな状況で論文を書いていると思うので，自分で考えて工夫してみることが重要です。

COLUMN

Q39

Reject されて
心が折れていないか？

　ようやく投稿までたどり着いても，accept されるとは限りません。むしろ **reject されることのほうがずっと多い**でしょう。もし「自分はいつも accept されてばかり」と言う人がいたら，よほど論文を書くのが上手か，かなりランクの低い Journal しか狙っていないかのどちらかだと思います。Revise（修正しての再提出）を求める返事が来たとしたら，accept の目があると思って喜ぶべきです。

　Reject された場合は，気力を振り絞って次の Journal に投稿しなければ，お蔵入りとなりかねません。Reject されて心が折れないようにする対処法の1つが，**あらかじめ候補 Journal を複数挙げて，「これがダメなら次はこれ」と決めておく**ことです。次の目標 Journal があると次に進めるものです。

　そして，落ち込むよりも reject の理由を考えて次に活かすことが重要です。反省がなければ，同じことの繰り返しになるかもしれません。**Reviewer が何を気に入らなかったのか知ることは，次のステップに向けての非常に大きな材料**です。Reject された理由なんて読みたくないと思うでしょうが，イチローでさえ凡打に終わったときは，必ずなぜ凡打になったのかをよく考えると言います。

　Reviewer から指摘されたもののうち，重要な箇所を修正していきます。具体的には，**データの表し方や，その解釈**に関することが中心になるでしょう。著者（共著者も含めて）は研究内容を知りすぎているため，**基本的な説明が不足して誤解を招いたり，論文が不明確になってい**

159

CHAPTER 4 書いただけで終わっていないか？
ここからが本当に大事なツメの作業

たりすることがよくあります。研究に関与していない Reviewer からの指摘は，ときに共著者の誰も気が付かなかった重要な内容である場合があります。

　ここで注意していただきたいのは，**Reviewer に指摘されたことすべてに真面目に答えて論文を書き直す必要はない**ということです。ここが，revise を要求されて論文が返ってきた場合とは事情が異なるところです。仮に几帳面にすべて直して出したとしても，次に投稿する Journal の Reviewer は全く違うことを指摘するかもしれません。あまりに論文自体を変えてしまうような修正は，本当に手を加えるべきかどうか慎重に判断しましょう。追加実験を要求されるようなコメントも，この段階では避けたほうが無難です。要は，**ここで時間と労力を費やしすぎるのはかえって無駄かもしれない，と考えるバランス感覚も重要**だということです。結局，反省しすぎて次に進めなくなってしまうのも，心が折れて先に進めなくなる 1 つの形なのです。実際，そういう人をときどき見か

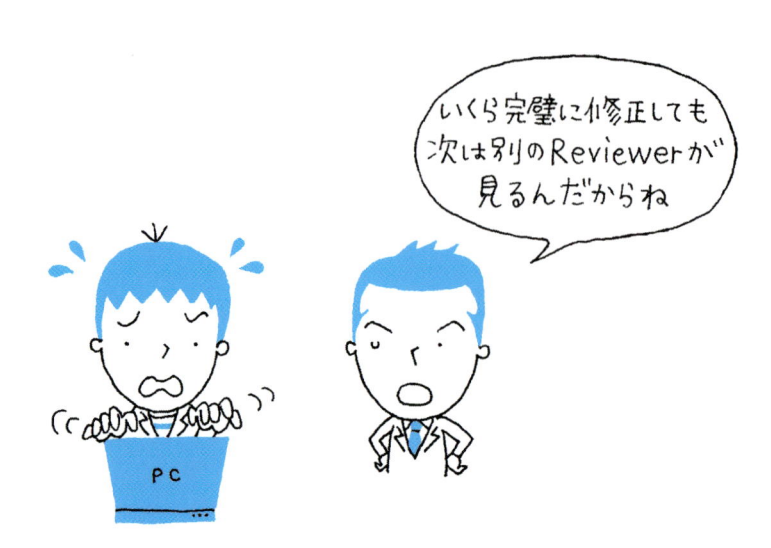

けます。1試合安打が出なかったからといって，反省のあまり次の試合を自ら欠場して打撃練習に費やすようなものです。次の試合も出場のチャンスがあるなら，限られた時間の中で反省して次の試合，次の打席に臨むべきなのです。

　ところで，reject されたと思っても，注意深く rejection の手紙を読むと，再投稿のチャンスが残されている場合があります。ハッキリ "rejection" と書かれているにもかかわらず，"Although we cannot accept the current version, we would like to invite you to resubmit another version." のように書かれていることもあります。これは完全な rejection というよりは，Q40 で説明する revise にあたるものです。場合によっては，もっとわかりにくく書かれていることもあるので注意が必要です。最初から revise を要求される場合より，次に提出してもやはり reject となる可能性は高いですが，チャンスはあります。頑張りましょう。

MESSAGE ↘

**論文を投稿するからには，
reject される覚悟が必要。
Reject されたら反省すべき点は適度に反省し，
折れない心で次に向かおう！**

どうしても査読内容に納得いかないときは……

　Reviewerが完全に論文の内容を勘違いしている場合，Reviewerの意見がpositiveなものとnegativeなものに割れている場合など，rejectionが不当だと思われる場合があるかもしれません。

　そのようなときは，Editorに反論の手紙を書いて，再提出の機会を求めることもできます。私もこのようにして論文を再提出してacceptまで持っていったことはありますが，大体打率1割くらいで，大抵は許可されて再提出できても「やっぱりダメ」となる印象です。

　無駄な努力になる可能性が高いのを覚悟で戦うか，あっさり引き下がって次にいくか……悩ましいところです。

Q40 Reviewer の質問に，前向きかつポジティブに答えられているか？

　最後は，accept のチャンスが残る場合の Reviewer への回答の手紙の書き方，revised version の作り方について取り上げます。Reject とは違ってチャンスがあるので，石に噛り付くくらいの気持ちで，最大限の努力をして accept を勝ち取りましょう。Revised version の提出を促す手紙には必ず「revise されたものが accept されるという保証はありません」というような内容が書いてあります。読んだだけでも気持ちが萎えるかもしれませんが，考えてみれば当たり前のことです。気持ちを奮い立たせてベストを尽くしましょう。

　Reviewer への回答は大変な作業です。あっさり答えられるものばかりのことも論文によってはありますが，少なくとも数日，場合によっては数ヵ月を費やすこともあります。私は Reviewer の質問に対して返答を考える際には，まず全体を見渡して回答の難易度を 4 段階に分けて考えるようにしています。

難度 A：比較的簡単に答えられる。シンプルなミスの指摘や，「ここをこうしたほうがいい」といったわかりやすい suggestion。素直に従いましょう。
難度 B：言葉を慎重に選び，文献なども付けて答えなければならない。しかし，キチンと理詰めで答えれば返答可能。本文の修正もそれに応じて可能。
難度 C：追加の実験や解析をしなければ答えきれないもの。程度によっ

CHAPTER 4 書いただけで終わっていないか？
ここからが本当に大事なツメの作業

ては1〜数ヵ月の時間を要する可能性もあり，**本当にそこまでやるのかどうかを真剣かつ慎重に考えなければならない**。相当な労力を費やす覚悟で追加実験・解析をやると決めた場合は，「何としてもこの論文を通す！」という最後の気合いで乗り切る。逆に追加実験・解析を避ける場合には，それ相応の理由が必要となる（難度 D）。

難度 D：追加の実験や解析をしたとしても答えきれないと判断されるもの。Reviewerを納得させるには，回答方法にかなりartな要素が入ってくる。ダメ出しをくらって結局rejectとなる可能性がある，非常に危険な質問。

特に難度 Cにあたる，追加実験や解析を決意した場合は，必要な日数を計算し，revised versionの提出の期限に間に合うかを検討します。どうしてもやらなければならない実験に時間がかかる場合は，あらかじめその旨をeditorにメールで知らせ，期限延長を許可してもらいましょう。

原則は，**すべての質問に1対1対応で忠実に答える**，ということです。変なごまかし（たとえば相手の質問をはぐらかす，問題をすり替える，読み損ねたふりをして答えないなど）は許されません。**真摯さこそが，acceptへの近道**なのです。具体例を見ていきましょう。

■難度 Aへの回答例

以下の2つの例ではReviewerの質問を箇条書きにし，答えを"R:"として各質問に1対1対応で答えています。形式はたとえば"Answer:"でもいいので，とにかく「**この質問に対する答えはこれ**」とわかる形で示すことが基本です。

2) Typographical errors in Figure Legends (localized on Page 29 — Figure 1).
R: We thank the reviewer for pointing the mistake. This has been cor-

rected.

Page 6, line 4: The same comment applies here: A brief description of the gene expression analysis that was used, should be included.
R: Short description of the animal procedure has been added <u>following the reviewer's suggestion</u> (P11L21-P12L5).

　下線部については，1つ目の例のようにReviewerの指摘に感謝を示したり，2つ目の例のようにReviewerの提案に従ったということを明示することで，**素直にReviewerの指摘に答えているという印象**を与えます．本文は修正箇所がわかるように明示します．2つ目の例では，最後のカッコの中に，何ページの何行目を直した，と明示しています．1つ目の例ではReviewerが「何ページの何行目」と示してミスを指摘しているので，あえて繰り返すことはしていません．
　ちなみに，「修正しました」という英文は**過去形ではなく現在完了形**を使うことが多いです．単に修正したという過去の事実ではなく，修正したものが反映されているという意味で現在に力点があるからです．

■難度Bへの回答例

4) The clinical application and possible additional studies from human lungs with OB due to lung transplant should be considered and discussed. Measurement of the activity of the specific MMPs in BAL fluid may help to extend the findings of this study. This would also allow for a clinical test that could correlate disease progression and MMP levels with administration of inhibitors.
R: <u>The authors appreciate and agree</u> with the reviewer's comment. Indeed, we have been discussing a similar plan (not BAL but more specific small-airway microsampling to examine MMPs-2 and -14 (and possibly other MMPs)). Since different stages of OB should be treated in different ways, a marker of fibrotic OB could be a useful marker to di-

rect patient management in the future. **This has been commented in the first paragraph** of the discussion section (P16Ln3-) as follows:〈実際に本文に加筆した部分〉

　これは考えながら本文を修正していかなければならない例ですが，原則は同じです．すなわち，Reviewer の言っていることに感謝と従順さを示し，1 対 1 対応で加筆修正した部分を明示しています．「Reviewer の言っていることはまさにその通りで，われわれもそういうことを考えていた．Discussion の中で追加コメントしました」という返答です．単純なエラーを直したわけではなく，重みのある文章を Discussion に加えている分，単に「ここに入れました」と言うだけでなく，挿入した文章をコピペして貼り付けておきます．そうすると Reviewer はいちいち本文に戻らなくても，「よしよし，オレの指摘に沿って Discussion を入れたんだな」となるわけです．

■難度 C への回答例
　新たな実験や解析の要求に従って結果を追加したのであれば，答え方は簡単です．

We appreciate the reviewer's instructive suggestion. Following this, we have added another experiment, further reinforcing our conclusion. Accordingly, we have revised the materials and methods (P ○ Ln △), results (P ○ Ln △), Figure 4D and the legend (P ○ Ln △).

■難度 D への回答例
　追加を求められた実験を回避する難度 D の回答は難しく，相当うまく立ち回らなければ reject の恰好の理由を与えることになります．

Major criticisms
1) The mechanisms by which the low dose SC080 maintains MMP-de-

pendent collagenolytic activity while maintaining the expression of collagenolytic MMP-2 and MMP-14 cannot be defined by this model, given that the activity of the individual MMPs *in vivo* is not measured. Further, the *in vitro* measurement of the activity of some of these recombinant MMPs (-2, -9 and -14) showed variability inhibition by SC080. Measuring these individual MMP activities from the *in vivo* model would strengthen the study and clarify the exact role of the specific MMPs in OB and go further to explain the mechanism by which low dose (versus high dose) SC080 treats OB.

R: We agree with the reviewer in that the mechanism could not be clarified in the original *in vivo* experiment. Unfortunately, measurements of individual MMP activities from the *in vivo* model had technical and theoretical limitations as explained below in detail. Thus, we introduced a cell culture system (primary cultured pulmonary myofibroblasts) and demonstrated that low concentration of SC080 increases activity of MMP-2 and mainly contributes to collagen degradation. The manuscript has been revised accordingly (Figure 8). Introduction of the myofibroblast culture also helped to address questions regarding the role of SC080 in myofibroblast apoptosis and T-cell-mediated persistence of myofibroblasts.

Limitation of individual MMP activity assay: In general, assays of specific MMPs are limited due to lack of truly specific substrates. An antibody-mediated solid-phase MMP-specific activity assay using *in vivo* samples was the original idea we had. Unfortunately, we experienced a lot of technical difficulties, which were attributed to loss of enzyme activity while antibody-mediated capturing of these MMPs (over night) and high background signals. Reliability of the assay using *in vivo* specimen was also questioned because of possible contamination of various intracellular enzymes by using homogenized tissue samples; this may result in non-specific degradation of capturing antibodies as well as MMPs during the initial incubation time. According to the literature, assays using this technique appear to be successful only on limited conditions such as using plasma or cultured cancer cells that express very high levels of MMPs.

In vitro system and assay: As an alternate option, we introduced a primary cell culture system to address this specific question. Although the high background issue was not overcome, we successfully devised a relatively simple type-I collagen degradation assay followed by SDS-PAGE with additional MMP-2 specific inhibitor. Because we used culture supernatant, the assay was not compromised by intracellular enzymes. Moreover, the specificity of the assay was achieved by using a highly specific MMP-2 inhibitor and thereby we were able to start incubation with the substrate collagen was started relatively quickly (in 30min) without long pre-incubation with MMP-specific antibodies that potentially compromises the result. Notably this assay was not applicable to *in vivo* samples because they contain significant amount of endogenous type-I collagen.

「コイツはオレの言うことを聞いていないから rejection だ！」となるのを回避するために，まず Reviewer の指摘に一度は agree しています（下線部）。同感の意を示したうえで，「その通りですが，現実としては以下の理由で指摘に沿うのは難しい」という話を出しています。指摘は技術的に不可能に近いということの理由を，相応の分量を割いて Reviewer が納得できるように説明することが大切です。そして単に「無理だ」と説明するだけでなく，「その代わりにわれわれはこのような方法で解決に近づけるよう努力した」や，「将来このような方法を用いて解決することができる」といった，あくまでもポジティブな回答をするよう努めることです。

Reviewer の質問に，前向きかつポジティブに答えられているか？

　上記の回答例では，Reviewer の事実上不可能な要求（すべての種類の MMP 酵素の活性を *in vivo* で測定する）に対し，特に重要と思われる MMP の *in vitro* での活性を測定し，推定するという方法をとっています。Reviewer の指摘に対して，真面目に誠心誠意答えていることが伝わるのではないかと思います。

　一方，**Reviewer の質問・コメントがずれていて，指摘の通りにはできない**こともしばしば見受けられます。このような場合は，失礼にならないよう，正面からの反論（全然論文を理解していない，解釈が間違えている）は避けます。

　たとえば，すでに論文の中で述べられていることについて質問があったときは，「ここに書いています」と答えるのではなく，

I appreciate the reviewer's point, which we consider is also important. Indeed, we had described xxxx in the discussion section (P ◯ Ln △).

というように，気を遣ってあげます。「そうそう，それ重要なんです。よくぞ言ってくださいました。（お気付きにならなかったかもしれませんが）実際，もともとそのように書いていたんですよ〜」といった具合です。

　Reviewer の誤解を解かなければならない場合はもっと難しいです。相手の間違いを指摘するのではなく，

We apologize for the confusion; what we meant in ◯◯ is not 〜 as the reviewer pointed, but ▲▲ . We have revised this part to carry a clearer message (P ◯ Ln △).

（わかりにくい文章ですみません。ここでわれわれが言いたかったのは，Reviewer がおっしゃる◯◯ということではなく，▲▲ということなのです。よりわかりやすくするために，本文を修正しました）

といった表現で，あえて罪をかぶるくらいのことをしましょう。心証を害することなく，正面からの戦いを避けることができます。

CHAPTER 4 書いただけで終わっていないか？
ここからが本当に大事なツメの作業

質問に答える際にやってはいけないこと

　どのような質問に対しても，感情的になって「全然論文を理解していない，解釈が間違っている」といった回答をすべきではありません。また，**Reviewer** の質問をはぐらかしたり，無視したりする態度は伝わりますので厳に慎むべきです。たとえかなりネガティブなコメントに対しても礼を尽くし，「時間と労力を費やしてご確認くださってありがとうございます」という感謝の気持ちを持つことが大切です。一つひとつの質問に誠心誠意答え，全体として「よし！　よくやったな」という印象を **Reviewer** に残す内容にしましょう。

MESSAGE

**Reviewer のコメント・質問には，
1 対 1 対応で誠心誠意ポジティブに答えよう。
正面切っての反論はせず，
相手も納得のゴールを目指す。
Revise の要求には accept が近いと信じて，
何が何でも喰らいつく根性を見せよ！**

あとがき

　書店やインターネットの書籍通販サイトを見れば，論文の書き方について解説している書物がたくさん出回っています．メディカルレビュー社から研究・発表関係の本をいくつか出させていただいた私ですが，「英語論文の書き方」の一冊を加える気はありませんでした．そもそも私自身，英語論文を書くのがそれほど得意とは思えないですし……．

　振り返ってみると，『症例報告，何をどうやって準備する？　流れがわかる学会発表・論文作成How To』から始まった「How To シリーズ」は，主に自分の経験を基にして，どうやったら上手に研究や発表ができるか，という視点でまとめてきたように思います．

　時は流れ，私自身指導者としての経験も積むことで，「How To シリーズ」のようなマニュアル的アプローチだけでは不十分なことが多々あることを痛感しました．手術でも自動車の運転でもそうですが，「こうやったら上手くできる」といって教わって，すぐにできる人もいればそうでない人もいます．そんなとき，逆に「こうやると上手くいかないよ〜」「つまずく原因はここにあるよ〜」という角度（いわゆるトラブルシューティング）のアドバイスは，かなり有効なことが多いように思います．読者の皆さんが，ことあるごとに繰り返し本書に立ち返り，一つひとつの問題を解決して，研究成果を世に出されることを切に願っています．

　そうはいっても論文を書くのは本当に難しいです．こんな本を書いている私にとっても，今でも実際とても難しい「作業」です．しかし書かなければならない．自分の分野を正しい方向に導くためには，価値のある情報を，わかりやすく説得力のある形でアウトプットし続けなければならない．これが今，私が論文に立ち向かうモチベーションです．まさに本書Q1「何のためにあなたは論文を書くのか，明確な答えがあるか？」ということで，限られた人生の中で業績を競うような論文の書き方はかなり不毛だと思うのですが，過去に自分が出した論文たちが実際に世界を変え動かしている「力」を国際学会で目の当たりにすると，これからも何とか頑張って正しい情報発信をしなければならないと，あらためて身の引き締まる思いがします．

　最後になりましたが，これまで私自身の論文執筆に多くのアドバイスをくださった諸先生方，私に論文執筆の指導をする機会を与えてくれた後輩のみなさん，この場を借りて深く御礼申し上げます．本書は，その経験一つひとつが形になった宝物です．またメディカルレビュー社の尾中益子編集部長，堀内亮介様には，「How To シリーズ」より引き続き大変なご尽力を賜り，ここにあらためて感謝申し上げます．

2016年4月　国際心肺移植学会で訪問中のアメリカ・ワシントンDCにて

佐藤　雅昭

プロローグ

Q1 何のためにあなたは論文を書くのか, 明確な答えがあるか?

論文を書くという大仕事をするからには, それなりの理由・モチベーションが必要だ。論文を書くことが自分にとってどのような意味を持つのか, まず考えてみよう（→ P.8）

Q2 論文を書くことはあなたの人生にとって無駄ではないと言い切れるか?

論文を書くことが無駄だと思えるならば, スパッとやめてしまおう。無駄ではないと思えるなら前向きに頑張ろう（→ P.10）

メッセージリスト

Message List

CHAPTER 1 あなたが論文を書けないのには理由がある
執筆スタイルから取り組む論文作成術

Q3 論文作成のどこが律速段階になっているか——論文欠乏症の具体的症状を考えてみたか?

漠然と悩むのではなく, 論文作成の小さなステップのどこでつまずいているかを考えよう。原因がわかれば自ずと解決策が見えてくる（→ P.12）

Q4 学会発表は結構しているのに論文が書けていない, ということはないか?

論文作成は学会発表より根気や執念が必要。学会発表に追われて論文に取り組めないなら, 学会発表を制限しよう（→ P.16）

Message List / メッセージリスト

Q5 論文をイッキに書き上げようとしていないか?

あなたが今すぐすべきこと＝論文完成に向けて必要な small step をとにかく踏んで前進すること（→ P.18）

Q6 論文作成の大部分は「単純作業」だと認識しているか?

論文作成の大部分はあまり思考力を必要としない単純作業。今日も少しずつ，コツコツ地道に前進しよう!（→ P.20）

Q7 目標と同時に「持ち時間」も小分けにしているか?

論文作成の作業目標を小分けすると同時に，持ち時間も細かく区切って，1つずつ確実に潰していこう!（→ P.22）

Q8 「まとまった時間がないから書けない」を言い訳にしていないか?

「時間がない」を言い訳にしない。時間がないときは，コマ切れ時間にできる作業をする。それだけでかなり前進できる（→ P.24）

Q9 論文作成はあなたにとって「差し迫った」問題か?

緊急性の高い雑用の前に，緊急性は低いが重要な論文作成の small step をこなすことで達成感を得よう（→ P.26）

Q10 論文作成中，ついネットやメールをしていないか?

ネットやメールが論文作成を邪魔するなら，しばらく接続を遮断しよう。Small step を終えた「ご褒美」として利用するのもいい（→ P.28）

Q11 論文作成に必要な「知的作業」のために，まとまった時間を確保しているか?

思考力が必要な知的作業のために，まとまった時間を確保しよう。特に朝がおすすめ，睡眠不足は禁物（→ P.30）

Q12
論文作成中に
データが不十分だと感じて
筆を止めていないか？

安易に研究に逆戻りしてはいけない。勇気を持って，可能な限り今，手元にある材料で書き上げよう（→ P.32）

Q13
書きかけの論文が
複数ないか？

複数の論文を同時に手がけるときは，論文作成の律速段階や，単純作業 vs. 知的作業を意識し効率的に。器用にできないのなら，1つの論文に集中しよう（→ P.34）

CHAPTER 2
すべての物事は2度作られる
いよいよ論文執筆？
その前にやっておくべきこと＝第一の創造

Q14
英文を書くことに
意識過剰になっていないか？

英借文，インターネット検索，英文校正の活用で英語を克服しよう。でも一番大事なのは，その土台となる論文のロジックとストーリー展開（→ P.36）

Q15
論文の核になる
データがあるか？

核になるデータがあれば，論文作成を開始する心構えを持とう。すべてのデータが出揃うのを待ってはいけない（→ P.46）

Q16
データさえ揃えば論文はすぐに
書けると思っていないか？

「すべての物事は2度作られる」ことを知ろう。核となるデータが手に入ったら，無駄にデータを集め続ける前に「知的創造」で完成した姿を見据えよう（→ P.48）

Q17
ストーリーは描けているか？

核となるデータを中心にPowerPointでFigureの紙芝居を作ってみて，ストーリー（論文）を完成させるのに必要な実験や解析を計画しよう（→ P.50）

Message List

メッセージリスト

Q18
論文の構想（第一の創造）を相談できる相手がいるか？

論文のストーリーを人に聞いてもらおう。研究の経過に従って進捗状況を報告しよう。ただし意見は慎重に取捨選択すること（→ P.52）

Q19
論文のテーマに関連した文献を30以上集めて目を通したか？

データが役者なら文献は舞台。両方揃ってはじめてよいストーリーが展開できる。役者が揃ってきたら，一番ふさわしい舞台を用意してあげよう！（→ P.54）

Q21
論文作成のためのWord文書を作成したか？

とにかくWord文書を作成して書き始めよう。そして加筆を続けよう。前に進むことがゴールにたどりつく唯一の方法（→ P.59）

Q20
モデルとなる論文が3本程度見つかったか？

参考にするモデル論文をいくつか選ぼう。これが最強の味方になるはず（→ P.57）

CHAPTER 3

なんとなく書いていないか？
メリハリをつける
パート別論文執筆のコツ

Q22
まずはここから：論文の結論を1〜2行で簡潔に書ききれるか？

まずはFigureの紙芝居をよく眺めて，結論を1〜2行で書いてみよう。これが，あなたが論文執筆の砂漠で迷わないための北極星になるのだ！（→ P.62）

Q23
Introduction 1
明確な研究の「目的」または「仮説」を書いているか？

Introductionでは結論に向かっていく仮説，または研究の目的を明示しよう（→ P.69）

Q24
Introduction 2
知識のギャップを中心にした3段論法を展開できているか？

①今まで明らかになっていること，②まだ明らかになっていないこと，③あなたが何をどうやって明らかにしたか，の3ステップで知識のギャップを示そう（→ P.73）

Q25
Introduction 3
味付けはサラッとしているか？

語数を制限して最低限の情報に絞り，サラッとした味付けを心がけよう（→ P.77）

Q26
Materials and Methods 1
なぜ何を書くかを頭の中で整理できているか？

マテメソの果たす役割を理解し，Resultと対応させて漏れがないように書こう（→ P.85）

Q27
Materials and Methods 2
Reviewer・読者にわかりやすく簡潔にまとまっているか？

マテメソは受動態で淡々と。ルールを守って，必要かつ十分な説明を心がけよう（→ P.89）

Q28
Result 1
Figureの紙芝居で組み立てたストーリーに沿って書き進めているか？

Resultは①何を調べたのか（＋なぜ調べたのか），②Figureの解説，③結果のまとめ，の3段構成。図表を上手に使って，本文と重複なく効果的にデータをプレゼンテーションしよう（→ P.94）

Q29
Result 2
建て前と本音を区別して読者を誘導できているか？

研究結果には解釈を加えて吟味し，客観的事実として淡々と書いて読者を誘導する。ただし結論を否定するデータを隠すのは絶対ダメ！（→ P.101）

Message List

メッセージリスト

Q30
Result 3
ResultとDiscussionの棲み分けができているか？

結果と解釈を区別し，解釈はDiscussionに回そう。ただし，解釈や文献引用がResultのストーリー展開に不可欠な場合，Resultに含めるのはルール違反ではない（→ P.103）

Q31
Discussion 1
なぜ論文にDiscussionが必要かを理解しているか？

論文の結論は，あなたが思うほどResult（データ）から明らかではない。このギャップを丁寧に埋めて読者を結論に導くのがDiscussionの役割（→ P.114）

Q33
Discussion 3
ポイントとなる結果と過去の文献を使って結論を支持しているか？

Discussionの中心は3〜6個のポイント・段落で構成し，これらがまとまって結論を導く（→ P.125）

Q32
Discussion 2
書き出しのパターンを押さえているか？

第1段落はResultの個別性と仮説の普遍性を時制に反映させて，①Resultのポイント（2〜3行）と，②研究の目的または仮説とResultとの関係を述べる（→ P.118）

Q34
Discussion 4
研究の限界（limitation）を述べているか？

研究のlimitationは論文の言いすぎを防ぐとともに，研究の将来展望を示す機会（→ P.133）

Q35
すべてのパートが同じベクトルを持って書かれているか？

論文のすべてのパートが「結論＝イイタイコト」という北極星に向かっているかを確認しよう（→ P.139）

CHAPTER 4

書いただけで終わっていないか？
ここからが本当に大事なツメの作業

Q36 目標 Journal の投稿規定に目を通したか？

投稿先は早めに絞り，投稿規定を手元に置いて執筆するのが効率的（→ P.142）

Q37 倫理規定は守れているか？

倫理規定の順守や，COI，出版権に関する書類提出は，「やらなければならないことはやるしかない」と腹をくくってしっかり取り組もう（→ P.147）

Q38 書き上げたはずの論文が放置されていないか？

書き上げた論文を accept/publish まで持っていくのはあなたの責任！ せっかく書いたのだから最後まで頑張ろう！（→ P.149）

Q39 Reject されて心が折れていないか？

論文を投稿するからには，reject される覚悟が必要。Reject されたら反省すべき点は適度に反省し，折れない心で次に向かおう！（→ P.159）

Q40 Reviewer の質問に，前向きかつポジティブに答えられているか？

Reviewer のコメント・質問には，1対1対応で誠心誠意ポジティブに答えよう。正面切っての反論はせず，相手も納得のゴールを目指す。Revise の要求には accept が近いと信じて，何が何でも喰らいつく根性を見せよ！（→ P.163）

著者略歴

佐藤 雅昭 (さとう まさあき)
東京大学医学部附属病院臓器移植医療センター准教授

1999年
京都大学医学部卒業

2003年
カナダ・トロント大学大学院Institute of Medical Science

2008年
Doctor of Philosophy (Ph.D.) を取得
Toronto General Hospitalにて胸部外科・肺移植臨床フェロー

2010年
Surgeon scientist, Toronto Lung Transplant Program

2011年
京都大学医学部附属病院呼吸器外科助教,
トロント大学Affiliate Scientist兼務

2015年
東京大学医学部附属病院呼吸器外科講師

2021年4月より現職

　外科専門医, 呼吸器外科専門医。研究テーマは肺移植後慢性拒絶, 精密胸腔鏡下肺切除のための気管支鏡下肺マッピング (VAL-MAP) 法など。これまでトロント大学, 京都大学, 東京大学で多くの若手医師・研究者, 大学院生の研究, 論文執筆を指導してきた。

著書
『医系 大学院・研究留学, いつどこで何をする?
　流れがわかる研究トレーニングHow To』
(共著, 2010年, メディカルレビュー社)

『改訂版　症例報告, 何をどうやって準備する?
　流れがわかる学会発表・論文作成How To』
(2011年, メディカルレビュー社)

『国際学会発表　世界に伝わる情報発信術指南
　流れがわかる英語プレゼンテーションHow To』
(2013年, メディカルレビュー社)

なぜあなたは論文が書けないのか？
理由がわかれば見えてくる，論文を書ききるための処方箋

定価　本体2,300円（税別）

2016年7月15日第1版第1刷発行
2022年5月10日第1版第10刷発行©

著　者　佐藤 雅昭
発行者　松岡 武志
発行所　株式会社メディカルレビュー社
　　　　〒541-0046 大阪市中央区平野町3-2-8 淀屋橋MIビル
　　　　電話／06-6223-1468（代）　振替 大阪6-307302
　　　　〒113-0034 東京都文京区湯島3-19-11 湯島ファーストビル
　　　　電話／03-3835-3041（代）
　　　　編集制作部
　　　　　電話／03-3835-3043　FAX／03-3835-3040
　　　　事業推進部
　　　　　電話／03-3835-3049　FAX／03-3835-3075
　　　　✉ sale@m-review.co.jp
URL　https://publish.m-review.co.jp/

●本書に掲載された著作物の複写・複製・転載・翻訳・データベースへの取り込みおよび送信（送信可能化権を含む）・上映・譲渡に関する許諾権は（株）メディカルレビュー社が保有しています。
● |JCOPY| ＜出版者著作権管理機構 委託出版物＞
本書の無断複写は著作権法上での例外を除き禁じられています。複写される場合は、そのつど事前に、出版者著作権管理機構（電話 03-5244-5088、FAX 03-5244-5089、e-mail : info@jcopy.or.jp）の許諾を得てください。

印刷・製本／（株）アイワード
乱丁・落丁の際はお取り替えいたします。

ISBN978-4-7792-1724-1 C3047